自信がもてる！
せん妄診療
はじめの一歩

誰も教えてくれなかった対応と処方のコツ

小川 朝生／著

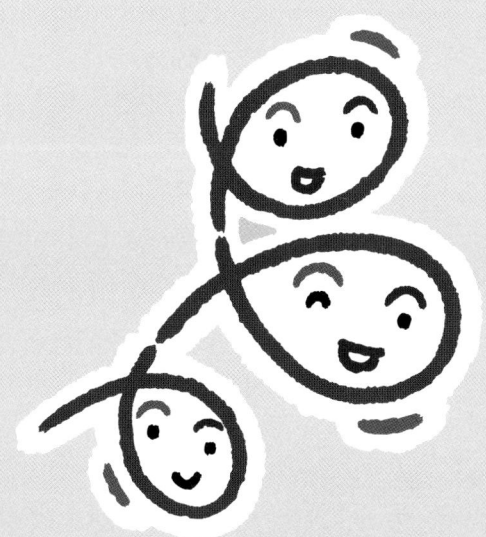

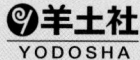

謹告

　本書に記載されている診断法・治療法に関しては，発行時点における最新の情報に基づき，正確を期するよう，著者ならびに出版社はそれぞれ最善の努力を払っております．しかし，医学，医療の進歩により，記載された内容が正確かつ完全ではなくなる場合もございます．

　したがって，実際の診断法・治療法で，熟知していない，あるいは汎用されていない新薬をはじめとする医薬品の使用，検査の実施および判読にあたっては，まず医薬品添付文書や機器および試薬の説明書で確認され，また診療技術に関しては十分考慮されたうえで，常に細心の注意を払われるようお願いいたします．

　本書記載の診断法・治療法・医薬品・検査法・疾患への適応などが，その後の医学研究ならびに医療の進歩により本書発行後に変更された場合，その診断法・治療法・医薬品・検査法・疾患への適応などによる不測の事故に対して，著者ならびに出版社はその責を負いかねますのでご了承ください．

序

　高齢者の急増に伴い，総合病院でも高齢入院患者の診療にあたるケースが増えています．そのためせん妄への対応に戸惑う医療従事者の方から相談を受ける機会が増えてきました．

　せん妄は，入院患者の20％に合併するほど一般的にみられる，総合病院で最も多く認められる精神科の病態です．背景に身体疾患があり，身体治療と精神科治療の両面が必要になるのですが，身体治療の必要性が十分に認識されていなかったり，適切な向精神薬の選択方法が知られていないために，せん妄が重篤化し，結果として身体治療も行えなくなるケースがあります．今後，在院日数の短縮と在宅復帰率の向上が求められるなか，的確なせん妄への対応方法はますます重要になりますが，ともするとせん妄に関する情報は認知症と混同され，抗精神病薬の投与にとどまったり，逆に看護ケアだけに留まり，系統立てて知る機会が非常に少ないのが現状です．

　私は，緩和ケアに関する研修会や，コンサルテーション・リエゾン精神科に関する活動を通して，せん妄への対応について解説をする機会をいただいています．そのなかで，せん妄に関して系統立てて聞く機会が少ないこと，特に診断について触れる機会がないとの意見をいただいてきました．

　そこで，今回せん妄について，その背景となる身体疾患から診断，治療の組み立て，評価まで，身体治療と精神科治療の両面にわたり解説をする機会をいただき，本書を執筆することとなりました．特に，総合病院で病棟担当医として第一線を担う内科・外科の研修医・レジデントの先生を意識し，全身評価と身体治療と精神科治療の連携を丁寧に説明することを心掛けました．本書が患者さんと先生方の安心につながることを願っています．また，本書の執筆を強く勧めてくださいました羊土社の保坂早苗さん，そして本当に丁寧に編集をしてくださいました鈴木美奈子さんに篤く御礼申し上げます．お二人のお力なくして本書はできませんでした．

2014年9月

国立がん研究センター東病院 精神腫瘍科
小川朝生

自信がもてる！せん妄診療 はじめの一歩
誰も教えてくれなかった対応と処方のコツ

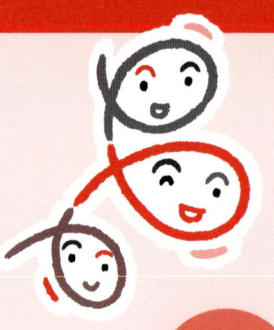

Contents

序 3

第1章　せん妄の基本を学ぼう
1．せん妄の基本 8
2．典型的な症状と問題点 14

第2章　せん妄を見極めよう
1．症状のみかた 22
2．症状別発現頻度と分類 32
3．診断基準や評価ツール 38
4．せん妄と認知症の違い 42
5．せん妄の原因同定と治療 44
6．臨床的な観察ポイント 48

第3章　抗精神病薬に詳しくなろう
1．薬物療法を検討する前に 52
2．抗精神病薬の基本事項 54
3．主な薬剤の特徴と使い方 61

4．抗精神病薬の副作用 ·· 72
　　5．その他の薬剤 ··· 75

第4章　せん妄への基本的な対応を学ぼう～予防と治療

　　1．基本的な戦略 ··· 78
　　2．予防的な取り組み ··· 83
　　3．定期的なモニタリングの実施 ··· 97
　　4．せん妄を発症したら ··· 99
　　5．薬物療法の必要性判断・組み立て ··· 107
　　6．薬物療法の実際 ··· 111
　　7．家族への支援 ··· 119
　　8．せん妄症状の継続的なモニタリング ··· 122
　　9．実際の介入例 ··· 125

第5章　終末期のせん妄とは？

　　1．がん終末期のせん妄の評価 ··· 131
　　2．終末期のせん妄の治療 ··· 135

第6章　せん妄ケーススタディ～こんな時どうする？

　　1．術後にせん妄を発症するリスクの高い患者 ··· 141
　　2．睡眠導入薬を内服している患者 ··· 143
　　3．術後せん妄：ルート抜去をした患者 ··· 146
　　4．家に帰るといって指示を聞かない ··· 149
　　5．興奮する患者 ··· 151

Contents

6. セレネース® が効かない ……………………………… 153
7. 寝てくれない ……………………………………………… 155
8. 抗精神病薬を使ったらせん妄が悪化してしまった …… 157
9. 過鎮静? …………………………………………………… 159
10. 循環器系の合併症をもっている患者 …………………… 161
11. 呼吸器系の合併症をもっている患者 …………………… 163
12. 糖尿病をもっていて非定型抗精神病薬が使いにくい場合 … 165
13. 昼夜逆転? 抗精神病薬の持ち越し? ………………… 168
14. 日中なかなか起きない ………………………………… 170
15. 抗精神病薬を中止するとせん妄がぶり返してしまう …… 172
16. 薬剤性パーキンソン症状が出てしまった …………… 174
17. せん妄の悪化? アカシジア? ………………………… 177
18. 患者にどのように説明するか ………………………… 180
19. 在宅でせん妄の治療をする 〜家で内服を進めるためには … 182
20. 鎮静がさめてしまう …………………………………… 184
21. 抑制が必要? …………………………………………… 186

● 索 引 …………………………………………………………… 188

Column

[1] 実は,せん妄は患者にとっても苦痛な体験である ……………… 20
[2] 抗精神病薬の予防的な投与は行うべきか ……………………… 96
[3] 在宅のほうがせん妄の比率は低いか …………………………… 124

自信がもてる！
せん妄診療
はじめの一歩
誰も教えてくれなかった対応と処方のコツ

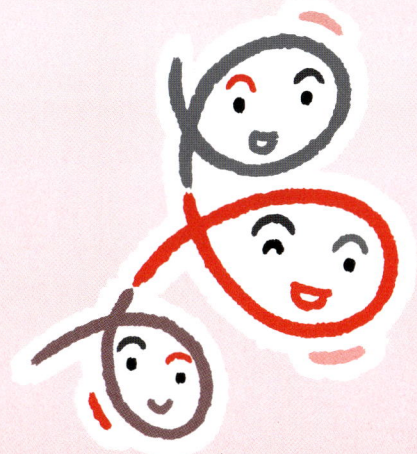

第 1 章　せん妄の基本を学ぼう

1. せん妄の基本

1　せん妄のイメージ

　この本を手にとられた方は，すでに「せん妄」についてご経験があるかもしれません．どのようなご経験をおもちでしょうか．たとえば，

- 術後のライン抜去などに苦労する
- 夜間当直中に，興奮している患者への対応
- 「家に帰る」と興奮している術後患者を本人の希望だからと家に帰したら，ショック状態で急変して戻ってきた

などでしょうか．

　ここでは，せん妄について話を始めるにあたり，まず現場のイメージを思い出していただくために典型的なパターンを紹介したいと思います．

症例　1　興奮

70代男性，非小細胞肺がん，stage IV.

　非小細胞肺がんに対して抗がん剤治療目的で入院中．治療開始（CDDP＋PTX）した後から，腎不全目的の輸液の影響で夜間の排尿が頻回になり不眠を訴えていた．

　不眠は入院中の患者の代表的な訴えで，おおよそ入院中の4割の人が一時的にでも睡眠導入薬を使うことが知られている．しかし，「不眠で死ぬ人はいないから」と言われるように，不眠は軽い症状とみなされがちで，軽く見られがちなこともしばしばある．この方の場合もそうで，不眠（入眠困難：寝つきに時間がかかる）はそのまま対応されなかった．治療開始から4日目の夜に，急に「もうじっとしていられない．ここにはいられない」と言

い始め，ベッドわきで立ったり座ったりを繰り返し，「出ていく！出ていく！」と大声を上げ始めた．

　このような時，入院ではたいてい「不安時」「不穏時」の指示が出ており，その指示にしたがって頓用薬が渡される．指示薬はほとんどが抗不安薬（後ほどふれるが，ベンゾジアゼピン系抗不安薬，たとえばデパス®やソラナックス®）である．指示の意図は，「とりあえず不安を鎮めて落ち着いてもらおう」ということある．しかし，内服しても全然落ち着かない，そればかりかかえって不安が増したようにそわそわしてくる．そうなると，約束指示では対応できないため当直が呼ばれる．しかし，当直医が会って説得しても全然落ち着かない．見知らぬ医療者が増えるにつれて患者の興奮はますます募ってくる．仕方なく，これもまた「寝ていただこう」という意図で，セルシン® i.v.をしたところ，鎮静するどころか逆に興奮が強まってどうにも手がつけられなくなってしまった…

　また，このような興奮以外に，次のような転倒・転落事故はいかがでしょうか．

症例　2 わかったはずだったのに

80代女性，進行結腸がん．

　外来にて化学療法を施行中．仙骨の骨転移と同部位の体動時痛があり，オピオイド（オキシコンチン® 40mgにて対応しているがコントロールが不良であり，自宅内での移動もままならなくなったため放射線治療を目的に入院となった．入院して放射線8Gy（1fr）を施行して経過をみていた．施行後疼痛が軽減し，移動も容易になってきた．しかし，歩行が不安定なため，トイレ移動の際には介助をつけて行っていました．放射線施行後10日目あたりから，夕方にややぼーっとした様子でベッドサイドに立っていることがあり，独り言をぶつぶつとつぶやいていることがありました．看護スタッフがその姿を見つけ，「危ないので立たないように」と伝えたところ，「わかった」とうなずいた．その様子を見て，看護スタッフは本人も指示を理解したと判断した．

第1章　せん妄の基本を学ぼう

しかし，その晩，ベッドサイドで転倒しているところを発見．大腿骨頸部骨折合併が見つかった．

症例 3 コントロール不良の疼痛

60代女性，大腸がん再発．肝転移，骨転移（腰椎，骨盤，右肩甲骨）．

再発大腸がんに対して外来にてPTXを投薬中であった．骨転移に伴う体動時痛があり，NSAIDsおよびオキシコンチン® 45mg/日が処方されていた．特に体動時の腰痛がひどく，放射線照射（腰椎転移に対して8Gy/1回）を施行したが改善は乏しかった．自宅ではほぼ臥床して過ごすようになった．安静時でも疼痛コントロールが図れず，食事もほとんど摂取できなくなったため，症状コントロール目的にて入院となった．

入院3日目の夕方から「痛い，痛い」と大声を上げるようになった．疼痛の性状や部位をたずねたが，「痛い」を繰り返すだけではっきりしなかった．レスキューを試みたが訴えは変わらず，夜通し叫んだ．オピオイドのベースアップを図ったが改善はしなかった．結局夜明けまで叫び続け，朝食前のころに止んだ．

4日目も夕方より再び疼痛が増悪，特に家人が帰った後からは廊下に響く声で叫び続けた．週末にかかることもあり，対応に困ったプライマリナースは担当医と相談，緩和ケアチームに疼痛緩和を依頼した．

緩和ケアチームが診察をしたが，痛みの部位は不定で強度もはっきりしなかった．疼痛の訴えは体位によらなかった．またチーム担当医師が患者に触れようとするだけで「痛い」「痛い」とおびえるように叫んだ．

緩和ケアチームで相談し，オピオイドのベースアップを提案した．身体症状緩和担当医師と専従看護師が塩酸モルヒネ皮下注の増量を実施した（60mg/日，レスキュー1時間量，6時間で早送り3回以上施行した場合はベースアップ，60mg→84mg→108mg）．

その夜も疼痛のコントロールは不良で，レスキューを1時間ごとに追加する状態であった．担当だった看護師は積極的にレスキューを使用し，指示に従ってベースアップを図った．夜半過ぎまでは叫ぶこともあったが，再度ベースアップを図った後は効果があったのか静かに寝ていた．担当看護師は見回

りの時も，せっかく寝ているのだからとそのまま様子をみていた．
　朝になり声をかけにいったところ，呼吸停止状態で発見された．

症例 4 不安？

70代女性，大腸がん再発．肝転移，骨転移．

　2月より大腸がんにて外来通院中．FOLFOXを6回施行したが進行し，胸水，腹水も貯留し，緩和ケアへの移行となった．

　7月頃より腰痛が出現した．MRI上の骨転移の部位と一致したため，骨転移痛と判断，放射線治療と同時にオキシコドン15mg/日が処方された．疼痛はNumerical Rating Scale（NRS）で8→3に軽減した．

　8月に入り食欲が落ちた．お盆の頃には，夜になると胸から背中あたり一体に圧迫感としめつけるような痛みが出てきた．同時に不安感もわき上がってきてどうしてよいか分からなくなるという．

　同居している息子は，「不安になるともう何も考えられないようです．部屋中うろうろして，立ったり座ったり…．トイレの場所も分からなくなって混乱しているんです．見ていてあきれるくらいです…」と冷たくあきれたように話した．

　このような派手な事例ではありませんが，長期入院で退院が困難になる次のような症例はいかがでしょうか．

症例 5 うつ病？

80代女性．

　高血圧を合併，1週間前より下痢が続き，自宅でぐったりとしているところを，様子を見に来た娘が見つけて来院，脱水を疑われ入院となった．

　入院のうえ，補液を施行して経過をみることにした．脱水は順調に改善し，感染兆候も数日で改善してきた．担当医はあと数日そのまま経過を観察すれば，退院できるだろうと考えた．

　しかし，脱水は補正されたにもかかわらずADLは改善しなかった．一日中ベッドで臥床しうつらうつらしている様子であった．食事の摂取も進まず，

看護師が介助をして1～2割程度であった．昼間に声をかけても，眠そうに目を開けて，「うん」とか短い返事しか返ってこず，「痛いところ」や「気になるところ」を尋ねても，はっきりしない返事であった．

　昼間元気がない様子であったり，夜には寝ずに独り言を言っているとの看護スタッフからの報告があった．病棟でカンファを持ち，「何かを気にして夜眠れないのではないか，昼間も元気がないが特に訴えがない．困ってはいないが，気楽に声をかけてもらえる雰囲気を作る．うつ病に注意をする」との話になった．抑うつが混じっているのではないかと思い抗うつ薬（SSRI）を開始したが，改善する様子はなく，かえって昼間寝ている時間が増えてきた．食事摂取は進まず，低栄養は進行，下肢筋力は低下をしてきたが，意欲がないためリハビリは進まなかった．食事介助も進めたが誤嚥を起こした．長期入院になってきて退院の目処がたたなくなってしまった．

　以上のような症例を病棟や外来で見聞きしたことはありませんでしょうか．どれも臨床において対応に頭を悩ませます．このいずれもがせん妄が絡んでいます．

2　せん妄とは何か

　まず，この「せん妄」と呼ばれるものは一体何でしょうか．
　せん妄とは，急激に生じる注意障害を中心とする精神神経症状を出す病態全体を指します．その病態として想定されているものは，「もともと中枢神経系に器質的な脆弱性があるところに，身体的負荷，環境的な負荷が加わった結果，脳が機能的に破綻をきたした状態」です．簡単に言いますと，

> 加齢や脳梗塞などで脳の機能が落ちてきているところに，炎症や発熱，脱水などの身体的な負荷が加わった結果，脳が機能を維持できなくなって，機能不全に陥った状態

となります．
　脳の機能不全状態というものがイメージしにくい面がありますが，た

とえば腎不全や肝不全に例えるならば，脳機能不全といってもよい状態です．

かつては，せん妄は急性に発症し，興奮が目立ち，意識の変容（意識は保たれているが，周囲の状況を正しく認識できずに，幻覚や錯覚が出現する状態），幻視や妄想を伴う状態を指していました．これはもともとは，アルコール依存の関連症状として検討されたり，精神病と症状や体験が比較されたこともあり，難しくてとっつきにくい用語が並んでいました．

しかし，脳科学の進展とともに，せん妄の概念が少しずつ整理され，今では，

「原因を問わず，びまん性の脳機能障害の結果生じるさまざまな精神神経症状」

としてまとめられるようになりました．

現在診断基準として広く用いられているDSM-5もこの概念をふまえています．

> **Point**
> せん妄とは，身体の原因に由来する脳の機能不全状態である

第1章 せん妄の基本を学ぼう

2. 典型的な症状と問題点

1 よくある誤解

　第1章-1で述べましたように，せん妄は身体的な原因から生じる脳機能不全の状態です．

　せん妄に対してしばしば，せん妄はストレスで生じるとか，入院のショックからなるので丁寧に話を聞けば治る，あるいは家に戻せば治ると考えている人がいますが，それは誤解であることは，この定義をみていただければ明らかかと思います．

　せん妄は，全身状態の不良を示す身体症状です．たとえば，敗血症性ショックなどの前兆として出現することも普通に認められます．せん妄を評価することは，全身管理の一環でもあるのです．

> **Point**
> ・せん妄は，全身状態の悪化・不良を示す症状である
> ・単なるストレスでせん妄にはならない
> ・カウンセリングで対応するものではない

2 せん妄の典型的な症状

　次に，せん妄になるとどのような症状が生じるかを考えていきたいと思います．

　先ほど述べましたように，せん妄は脳の機能不全の状態ですので，必ず脳の機能障害を示す症状が出ます．これは，典型的には**注意障害**と**睡眠覚醒リズムの障害**になります．

どちらも，難しい専門用語のように思われるかもしれませんが，日常臨床の言葉で言えば，

① **注意障害**：「つじつまの合わない会話」や「まとまりのない行動」がみられる．たとえば，会話をしていても，ボーっとしていて応答に時間がかかり，ときどき的外れの答えを返してくる．少し話が長くなると，話題がどんどんそれていく．話した内容も覚えていない．
② **睡眠覚醒リズムの障害**：いわゆる夜間不眠，昼夜逆転（生理的な睡眠リズムが乱れること）．昼間はうつらうつらとしているが，夜も寝たり起きたりを繰り返す．夕方あたりより，そわそわと落ち着かなくなり，うろうろしたり，立ったり座ったりを繰り返す．声をかけると呼んだことを覚えていない．

を言います．あわせて，このような症状が**入院して急に出現します**．

つじつまのあわない発言や，まとまりのない行動が，入院をして急激に出現する，あるいは術後に急激に現れる，などの変化が数時間から数日で出てきます．たとえば，

・入院して2〜3日で出てくる．
・手術後に抜管し，鎮痛を切ったら興奮しだす

よく，「せん妄と認知症の違いがわからない」と疑問にもたれる方がいます．せん妄は身体症状に応じて出てくる症状のため，数時間からせいぜい数日の単位で出てきます．一方，認知症は脳の神経細胞の脱落によるもので，少なくとも6カ月，あるいは年の単位で徐々にでてきます．せん妄と認知症の違いで一番大きいのはこの症状の出てくる期間の違いです．

臨床では，せん妄は家では大丈夫だったのに「入院をして急激に症状が出てくる」，認知症は実は家にいるときから似たような症状があった，という違いとして気づかれます．

このような典型的な症状がありながらも，一般病棟では約半数が見落とされています．せん妄は一般病棟で約20％，高齢者の多い病棟では約30％に合併するといわれるくらい一般的です．しかし，一方見落とされていることも一般的です．

見落とされる理由もいくつかありますが，医療者を悩ませるのは，せん妄症状が多彩なために，せん妄の何をどのように評価をしてよいのかわからない，という戸惑いです．

3 せん妄が引き起こす問題点

せん妄の何が問題になるのでしょうか．

また，これだけ一般的にあると言われるせん妄を見落とすことでどのような問題が生じるのでしょうか．順を追ってみていきたいと思います．

1）危険行動による事故・自殺

医療者の方がまず思うのは，せん妄でのルートの自己抜去，バルーンの自己抜去，転倒・転落でしょう．

せん妄というと，「とりあえず寝かせる」というイメージがつきまとうのも，この問題が医療者に強く印象づけられているからかと思います．

夜間の転倒・転落の事故は，わが国の一般病棟（おおよそ一病棟50床）では，平均して1週間に1件生じていると言われています．これだけ転倒が一般的なのにその対策が難しい理由に，夜間の転倒・転落では，通常では考えにくいような転び方（たとえば，ベッド柵を乗り越えて墜ちる，など）が頻繁にあり，通常の対策では防ぎようもないことがあるからです．事実，夜間転倒・転落の8割に，せん妄が絡んでいるという報告もあります．

また，近年では対策が立てられつつありますが，夜間に病棟の窓から飛び降りたり，離院をして転落したり，車道を歩いていて自動車事故に遭遇する場合があります．その場合，一見自殺のようにみえますが，本人が状況を十分に理解できておらず危険を察知できていなかったり，幻視や妄想から逃げようとして生じたりするケースもあります．

しかし，そもそもせん妄は，全身状態の悪化により，脳の機能が維持できなくなった状態で，多臓器不全に入る病態です．せん妄がショックの前兆であることもあり，せん妄を早期に見つけ管理することは急性期管理そのものです．暴れる，ルートを抜かれるといった稀な医療事故と

関連する問題ではなく，**せん妄を見落とすことは，全身状態の変化を早期に発見し，対応する機会を逃すことに他なりません**．

2）家族が動揺する，家族とのコミュニケーションの妨げとなる

「入院したら，急に訳のわからないことを言い出してしまった」姿を見て一番動揺するのは家族です．

コミュニケーションがとれなくなった患者の姿を見て，「壊れてしまった」と感じ，治療に不信感をいだいたり，あるいは「治療に耐えられなくて心を病んでしまった，心が弱かったからだ」と誤解する場合があります．

3）意思決定の障害になる

せん妄が生じる場合は，たいてい全身状態が悪い時です．術後であれば，何らかの身体合併症が絡み，追加の治療をするか否かが問題になりますし，がんであれば，抗がん治療をいつまで続けるのか，の選択の場面と重なります．

がんの場合でみれば，抗がん治療を続けるか否か，緩和ケアへ移行をするか，を相談して決めなければいけない場面ですが，実にその時の2例に1例は，せん妄状態となり，意思決定ができなくなっています．つまり，「治療をどうするか」本人の意向を聞き出して，決めなければいけない場面になって，本人の意向を聞くことができなくなってしまい，患者の意向をふまえた治療が困難になります．

4）医療スタッフの疲弊を引き起こす

このように，患者のための治療をしようと思いながらも，患者の意向を反映できない治療を続ければ，自ら提供する治療の意味を医療者が見失ってしまいます．また，せん妄状態での患者に噛みつかれる・殴られるなどの医療事故もあり，その後に心的外傷後ストレス障害（PTSD：post traumatic stress disorder）を患ったり，心的負荷からバーンアウ

トを生じる医療者も出ます．

5）入院期間が延び，医療経済的な問題を生じる

　せん妄が引き起こす医療的な問題は様々ありますが，一番は身体疾患の早期発見で一番重要な本人からの申告が得られないことで，早期対応が難しくなり，身体管理がこじれることです．

　海外の救急外来のデータになりますが，せん妄を合併した期間が1日のびると予後が10％ずつ低下する，というデータもあります[1〜4]．

6）退院後のADL低下や再入院のリスク，死亡率の上昇につながる

　最近では，せん妄が入院中だけではなく退院後のQOLや生命予後にも悪影響が及ぶことも明らかになってきました．

　たとえば，造血幹細胞移植時にせん妄を生じた患者を追跡した調査では，せん妄の発症が80日後の実行機能，抑うつ状態，不安，QOLと関係したとの報告があります[5]（図1）．せん妄は造血幹細胞移植のようなaggressiveな治療では高齢者に限らず生じますが，一度せん妄を生じる

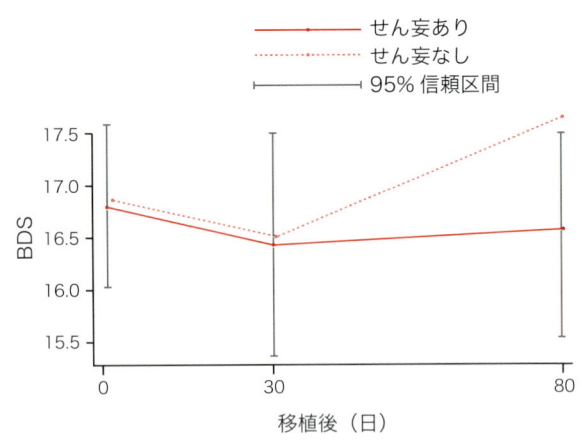

図1　せん妄は術後のQOLを悪化させる
（文献5より引用）
BDS : behavioral dyscontrol scale

と，身体的な重症度は同じでも，退院後に認知機能障害を残し，その結果日常生活への適応に支障をきたし，社会復帰の障害となる可能性があることを示唆します．

また，高齢者の術後せん妄を追跡したメタアナリシスでは，年齢や身体疾患の重症度，合併症，認知症の有無を調整してもなお，せん妄は退院22カ月の死亡率，12カ月後の再入院を予測する独立因子（死亡率ハザード比1.95（95％信頼区間1.51-2.52）と報告されています．

せん妄は術後だけではありませんし，さまざまな状況で発症することから，一概にはいえませんが，少なくともせん妄を発症することは，入院だけではなく，退院後のQOLだけでなく生命予後まで長く影響を及ぼす可能性があります．

単に「一時的なものだから拘束をしておけばよい」とか「寝かしておけばいい」という姿勢は許されないでしょう[6]（図2）．

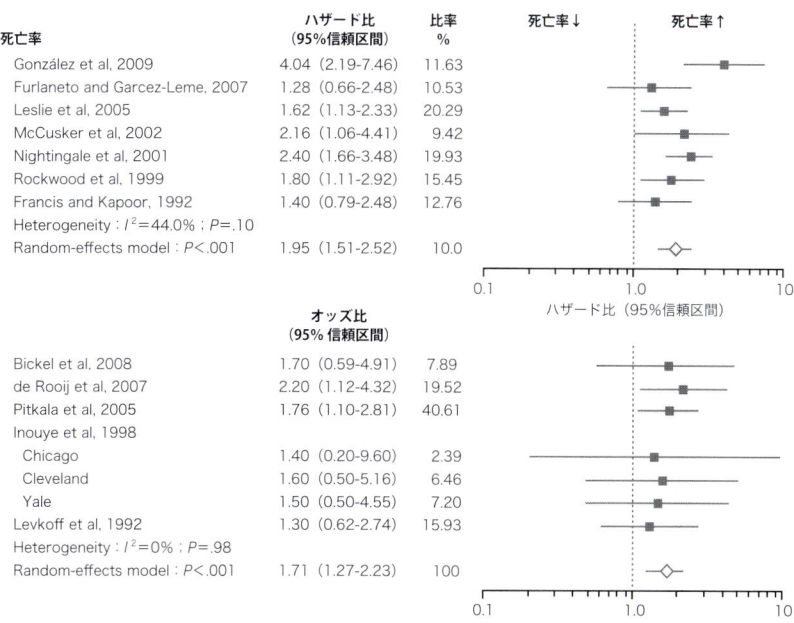

図2 せん妄は術後の死亡率にも影響する
（文献6より引用）

Column

実は，せん妄は患者にとっても苦痛な体験である

せん妄状態では，「患者は訳がわからずに興奮しているので，患者は何も感じていないし覚えていない」と思われがちです．

しかし，せん妄状態は患者にとっても苦痛を伴う体験であり，せん妄への対応は注意を要します．

せん妄を体験した患者のなかでおよそ2人に1人は，断片的ですがせん妄の体験を記憶しています．その体験の苦痛の度合いを報告をしてもらい解析をしたところ，記憶をしていた患者の80％が非常に苦痛であったと報告をしています（表1，2）．

実際，せん妄の時には，患者自身，自分がどこにいて何をしているのかがわからない不安で心細い体験をしています．また，治療についても，その文脈がわからないことから，非常に強い不安を伴います．また，一部の方には，せん妄のなかで医療者から無理矢理押さえつけられたりなどした体験を覚えていてストレス反応を呈したり，逆にそのなかで自分がしたことを記憶し，その行為を苦痛に感じる方もいます．

医療者や家族が冗談のつもりで，「○○さんは，せん妄の時に大暴れして大変だったんだから」などと話されることがありますが，本人にとって，本人の記憶がない，飛んでいることほど恐ろしい体験はありません．

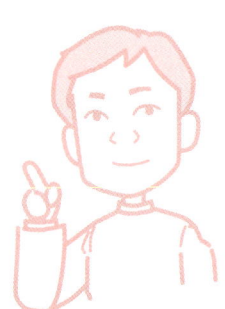

「自分はとんでもないことをしてしまった」と落ち込んだり，「自分はおかしくなってしまった」と不安になり，なかには同じ体験をしたくないからと治療を拒否する場合もありますので，医療者は注意をしたいところです．

表1 せん妄体験は苦痛である

評価（0〜4点）	患者（N＝54）	家族（N＝75）	看護師（N＝101）
非常につらい（4）	80％	76％	73％
平均（SD）	3.2（1.1）	3.8（0.5）*	3.1（0.8）
予測因子	妄想	Performance Status	幻覚，せん妄重症度

対象：せん妄の体験を記憶していたがん患者54人（53.5％）
　　：家族 75名
　　：看護師 101名
*P＜.001（one-way ANOVA）
（文献7より引用）

表2 せん妄の症状の何が苦痛であったか[※1]

	患者（n）	苦痛	家族（n）	苦痛	P値
幻聴	17	3（2-3）	29	3（1-4）	0.38
妄想	31	3（1-4）	45	3（2-4）	0.31
見当識障害（時間）[※2]	56	3（1-3.5）	77	3（1-4）	0.69
見当識障害（場所）[※2]	52	3（1-4）	73	3（1-4）	0.19
精神運動興奮	54	3（2-4）	80	4（3-4）	0.09
体感幻覚	12	3.5（2-4）	23	3（1-4）	0.68
幻視	49	2（1-3）	53	3（2-4）	0.01

※1 アメリカのがんセンター入院中99名のがん患者のせん妄体験の記憶に関するインタビュー．苦痛は95%信頼区間（平均値）として示してある．病棟看護師，緩和ケア専門看護師の苦痛の評価は0であった．
※2 幻視などではなく"場所や時間がわからない"という見当識障害そのものも苦痛である．
（文献8より引用）

第1章 引用文献

1) Pisani MA, et al：Days of delirium are associated with 1-year mortality in an older intensive care unit population. Am J Respir Crit Care Med, 180：1092-1097, 2009

2) Litaker D, et al：Preoperative risk factors for postoperative delirium. Gen Hosp Psychiatry, 23：84-89, 2001

3) Lawlor PG, et al：Occurrence, causes, and outcome of delirium in patients with advanced cancer: a prospective study. Arch Intern Med, 160：786-794, 2000

4) Inouye SK, et al：A multicomponent intervention to prevent delirium in hospitalized older patients. N Engl J Med, 340：669-676, 1999

5) Fann JR, et al：Impact of delirium on cognition, distress, and health-related quality of life after hematopoietic stem-cell transplantation. J Clin Oncol, 25：1223-1231, 2007

6) Witlox J, et al：Delirium in elderly patients and the risk of postdischarge mortality, institutionalization, and dementia：a meta-analysis. JAMA, 304：443-451, 2010

7) Breitbart W, et al：An open trial of olanzapine for the treatment of delirium in hospitalized cancer patients. Psychosomatics, 43：175-182, 2002

8) Bruera E et al：Impact of delirium and recall on the level of distress in patients with advanced cancer and their family caregivers. Cancer, 115：2004-2012, 2009

第2章 せん妄を見極めよう

1. 症状のみかた

1 はじめに

　教科書を見ると，せん妄の症状は幻視や幻聴，妄想，精神運動興奮，易衝動的，猜疑的…などたくさん書いてあります．それを眺めていると，この用語が一体何を指しているのかがわからないため途方に暮れてしまう方が非常に多いかと思います．「患者さんにどのような行動や変化があればこの症状があると評価できるのだろうか」とか，「この症状すべてを覚えないとせん妄のアセスメントができないのではないか」とか悩んでしまうのではないでしょうか．

　「せん妄は苦手だ，とっつきにくい」と思われる背景には，何を指しているのかがよくわからない用語の問題，次にどのように判断をしたらよいのかわからない評価の問題などいくつかのポイントがあることがわかります．それらを順番に解説していきたいと思います．

2 せん妄の中核症状

　これからも繰り返し出てくることになる症状からみていきたいと思います．主要な症状には以下の8つがあります．

1) 意識障害
2) 注意の障害
3) 感情の易変動（怒りっぽくなる）
4) 睡眠覚醒リズムの障害
5) 認知機能障害
6) 知覚障害
7) 思考障害

8）精神運動興奮

1）意識障害

　具体的には反応に時間がかかる，ボーっとしている，もうろうとしているなどの症状が出てきます．

　「せん妄は軽い意識障害である」というと，びっくりされる方も多いかと思います．

　意識障害というと，どうしてもJapan Coma Scale（JCS）とかGlasgow Coma Scale（GCS）のように，明らかに反応しない傾眠レベルの人のイメージが先に立ちます．せん妄の患者さんのように起きているし，普通に反応しているのにどうして？と思われても不思議ではありません．

　その背景を説明するために，まず意識の評価方法について，簡単に振り返ってみたいと思います．

　意識の定義を振り返ると，教科書的には「**意識とは自己と自己を取り巻く環境に対する正しい認識**」を指します．

　正しい認識とはなんだろうかとか突き詰めていきますと哲学的な問題にもなる難しい話になっていきますが，ここでは大きく「自分のことと，周りのことが大きくずれることなくわかっている」というくらいの把握で十分です．

❶ 意識の評価

　では，患者さんが意識清明である，すなわち意識が正しく機能している（周りのことを正しく把握している）ことを確認するために，私たち医療従事者はどのように評価するのがよいでしょうか．

　臨床では，意識を評価するのに2つの軸を置いています．1つは「どれくらい素早く反応できるか」というスピード（覚醒度，清明度）の軸，もう1つは「どれくらい正確に認識できているか」という質の軸です．しかし，患者が周囲の状況を正しく認識しているかどうかを厳密に評価するためには，細かいところまで逐一インタビューをしなければなりま

せん，その確認をするには詳細な面接が必要であり，忙しい臨床では事実上困難です．

そのため，意識を評価するというと，反応のスピードや応答の様子を評価して意識全体の評価の代わりとすることが行われます．これが覚醒レベルの評価であり，JCSやGCSのように，刺激に応じた反応スピードや刺激への応答で評価することになります．

このように，意識の評価というと覚醒レベルの評価だけと思われがちですが，質の評価（認知：cognition）という面も（忘れられがちですが）あるということは確認いただけましたでしょうか．

❷ せん妄の位置づけ

では，せん妄はこの意識の評価のなかのどこに位置づけられるでしょうか．

図1を見ていただきますと，せん妄はやや覚醒レベルが落ちていて（Ⅰ群にもあたるかどうか微妙な落ち方であり，JCS等では評価が難しいものから傾眠傾向と評価できるあたりくらいまで）になります．そこそこ反応できるのですが，その分，周りの状況を把握できずにずれた応

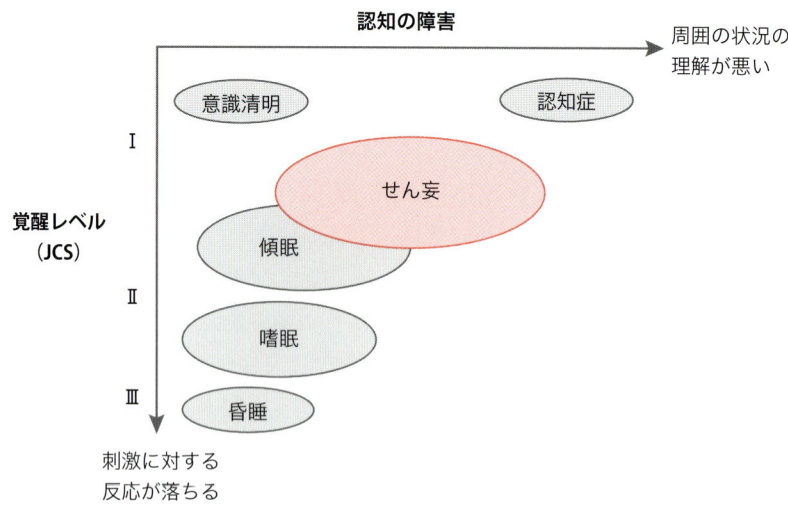

図1 意識障害と状態像との関連

答をしている（すなわち認知の障害）がより目立つことになります．

　第2章-4で詳述しますが，せん妄と認知症の違いについてもここで簡単にふれておきます．せん妄と認知症はよく混同されますが，認知症はせん妄とは異なり意識障害はなく，「意識清明（覚醒レベルは十分に保たれている）ですが，周囲の状況を十分に認識できていない（要するに質が悪い）」状況に相当します．すなわち，

> 認知症：覚醒レベルは保たれているが，周囲の状況を認識できない
> せん妄：覚醒レベルが落ちていて，周囲の状況を認識できない

という違いになります．

2）注意の障害

　意識の変容をより詳しくみていきたいと思います．

　せん妄の病態は「何らかの身体的な負荷が加わったために脳が機能不全状態となり，その結果軽い意識障害を生じ，周囲の状況を十分に認識できなくなった状態」となります．

　では，この**周囲の状況を十分に認識できなくなった**とはどういうことを表すのでしょうか．

　人は何かを話したり，行動したりするときに，話題や行動をある程度の時間をかけながら進めていきます．もしも，行動の途中で集中が続かなくなると，会話の話題がどんどんずれて前後の文脈がつながらなくなったり，行動もまとまりがなくなってきます．その結果，周りからみると，「この人の話題はバラバラで，話していることも次々に変わり，何を言いたいのかよくわからない」とか「行動もまとまりがなく，途中で何をしようとしているのかわからなくなっているようだ，失敗している」ようにみえます．これが「注意障害」とか「注意力の低下」といわれるものになります．

　では，ここで出てくる注意とは何でしょうか．これも考えはじめると難しく思われるかもしれません．

　少しややこしく感じるかもしれませんが，注意とは「1つの対象や複雑な体験の一部分に意図的に心的エネルギーを集中し，他の思考的内容

を排除すること」という活動そのものをさします．言い換えれば，1つの物事に続けて取り組むことができること，そのものになります．

この活動（注意）をより丁寧にみていくと3つの作用，①**ある刺激に焦点をあてる（注意の選択）**，②**焦点づけをしたらそれを維持する（注意の維持）**，③**適切に振り分ける（注意の制御）**があります．

これをせん妄に当てはめると，せん妄の症状である，

> 「ぼんやりしていて指示が入らない（選択の障害）」
> 「作業がすぐに中断する（維持の障害）」
> 「いろいろな刺激に反応してそわそわし，落ち着きがない（制御の障害）」

ような症状が認められるようになります．

しばしば，せん妄の患者さんは，ルートなどが気になって，指にぐるぐると巻いたりしています．看護師さんが気づいて注意をすると「わかった」と返事をしますが，また2〜3分すると手がルートのところに行って…ということがあるかと思います．医療者は，「この患者さんは言うことをぜんぜん聞いてくれない．わかっていてわざとしているでは」と怒ったりしてしまいますが，実はこの**「言うことを覚えていられず」「言われたことを理解できない」ことそのものが注意障害**なのです．

ほかに注意力の低下を示すサインとしては，次のようなものがあります．

> **行動の観察からわかる点**
> ・視線をあわせられず，きょろきょろしている
> ・ルートを触ったり，体を起こす・横になる，など同じ動作を繰り返す
> ・周囲の音（たとえばTV）や看護師の動きに気を取られる
> **会話からわかる点**
> ・話がまわりくどくなる，まとまりがなくなる
> ・何度も同じことを聞いてくる
> ・質問と別の内容を答えてくる

3）感情の易変動（怒りっぽくなる）

これは注意力の低下に付随して出てくる症状といわれます．注意障害

のため，周囲の把握ができなくなり，焦燥感・不安感が増す，前頭葉のコントロールが低下する，情動機能自体の機能が落ちる，などが原因と言われています．せん妄に気づく，せん妄に対するうえで重要なポイントになりますので合わせてお話しします．典型的な例をあげます．

症例　■ 夕方になると怒り出す

頭頸部がんで入院中の70代の男性．

普段は穏やかで，にこにこと人あたりもよい性格だった．疼痛コントロールが悪化して入院したところ，入院して3～4日たったころより怒り出すようになった．怒鳴る姿は夕方に多く，そのきっかけや理由はよくわからない．スタッフが戸惑っていると「なぜ何もしないんだ！」と怒り，逆に理由を尋ねると「そんなのもわからないのか，あれだよ，あれ」と言ったり，はぐらかしたり取りつくろったりする．痛みを尋ねてもよくわからないようすで，「何だよ，わかれよ」と怒り続ける．病棟看護師は怒りへの対応に困っている．

このように，夕方になると人が変わったように怒ったりする，興奮する場合によくよく尋ねてみると，実は入院していることや治療を受けていることもわからない（見当識障害）場合があります．

ほかに夕方からナースコールを連打する，受けもち看護師がベッドを尋ねると，本人は呼んだことも覚えていないということがあり，せん妄が疑われます．

「夕方に怒りっぽくなる」のはせん妄を疑う症状の1つ．

4）睡眠覚醒リズムの障害

日中うつらうつらと過ごし（傾眠傾向），夜間不眠となるという睡眠覚醒リズムが逆転する現象はせん妄の特徴的な症状で，せん妄診断や回復過程を判断するうえで重要になります．

生体リズムの障害は，せん妄症状が夜間に悪化することとも重なります．せん妄の責任病巣が脳幹・視床・視床下部と推定されることから，概日リズムが障害されるためだと考えられています．

3　せん妄の主要な症状

1）認知機能障害

　認知機能と注意力とは相互に大きく関連しており，注意力が障害されると大なり小なりあらゆる認知機能は障害されます．

❶ 見当識障害

　患者の30〜60％に見当識の障害（相手が誰だか正確に把握している，自分がどこにいるかわかる，今が何時頃かわかる）が認められます．人や空間（場所），時間に関する見当識を確認することはせん妄のスクリーニングとして多用されます．見当識自体は注意力と記銘力，精神運動機能を合わせて評価しています．

❷ 発話の障害

　せん妄では発話は全般に低下します．注意障害を反映して錯語（言い間違え）や保続（同じことを繰り返す）が多く認められます．軽度のせん妄の場合は目立たないことがあります．

❸ 書字の障害

　文章を書くことができなくなったり，ひどくなると漢字が乱れて書けないことも起こります．

　文字を書くことは運動や巧緻，視空間能力，言語など高度な能力を総合的に要する難しい動作です．せん妄での書字障害を系統的に調査した研究は少ないのですが，臨床においてはせん妄の早期から障害が生じることが知られており[1]，感受性の高い徴候です．

2）知覚障害

　かつてはせん妄の主たる症状として注目され，幻覚・妄想などの精神病症状と合わせて強調されていたことがあります．

　その背景には，昔はせん妄というとアルコール乱用やアルコール離脱せん妄，頭部外傷患者を対象に，意識変容を中心に診断・検討が行われていたことと関係します．1990年代以降，せん妄の中核概念が脳器質

性症候群(原因を問わないびまん性の脳障害の結果として生じるさまざまな精神症状)に移ったことから,現在では**診断的価値は相対的に低くなりました**.

現在のDSMに基づく診断では,せん妄のうち幻覚が認められたのは32％であり,そのうち27％は幻視,2.7％は幻聴との報告があります[2]).

● **幻覚**

幻覚は,外界からの刺激情報がないにもかかわらず,感覚器から大脳に入力される情報処理と,大脳から末梢への情報処理の指示がうまく連動しなくなった結果生じる誤った知覚と考えられています.

せん妄に伴う幻覚は幻視が多く,時間も短く断片的であることが多く,薬剤性精神病(覚醒剤などの乱用で生じる精神病状態)のように体系立ち構造化された幻覚とは異なります.たとえば,ホスピスに入院中の患者の幻覚を調べた研究では43％に幻覚を認めましたが,多くは光や影などの要素的な幻視でした[3]).半数は入眠・覚醒時に出現します.

3) 思考障害

注意障害を反映して,せん妄のときには記憶を正確に再生することが難しくなり,内容が散漫で一貫性がなくなります.

軽度のせん妄の場合には,自分自身が集中力を欠いていることに気づき,「頭がぼーっとして考えられない」「集中しようにも集中できない」と医療者に報告することもしばしばあります.

> **Point**
> せん妄の患者でも「集中できない」「考えがまとまらない」など,自覚症状がある.

● **妄想**

思考が散漫になることに加えて,一部に妄想が交じることもあります.せん妄に伴う妄想は統合失調症とは異なり一時的です.体系立つ(たとえば,誰かがずっといやがらせをしているなど)こともほとんどありません.有症率調査では,妄想はおよそ30〜54％に認められたとの報告

があります[4].

4）精神運動興奮

　せん妄状態では，注意障害や睡眠覚醒リズムの障害に加えて，そわそわと落ち着きがなくなるなど過活動になったり，逆に活動が低下し，反応速度も低下する（低活動）ことが起こります．

　この反応速度の変化に基づいて，せん妄を過活動型と低活動型，活動水準混合型の3型に分類します．分類に関連して注意したい点は，反応速度による分類は固定しているものではなく経過を追うなかで互いに移行し合うことです．特に注意をしたいのは，低活動型から過活動型に移行することがある点です．

　しばしば，せん妄の治療と問題行動への対応とが混同され，せん妄が静かで問題行動がないから治療をしなくてもよいと誤解されることがあ

表1　せん妄の診断基準

DSM-5診断基準	臨床場面で現れる症状
注意の障害（注意の方向づけ，集中，維持，転換する能力の低下），意識の障害（環境に対する見当識の低下）	・会話のつじつまが合わない ・場当たり的な返事を繰り返す ・ベッドの周囲が乱雑で整理できない ・周囲の状況が理解できない様子で困惑している ・声をかけないとすぐに寝てしまう
認知の障害（記憶欠損，失見当識，言語，視空間認知，知覚）	・直前のことを思い出せない ・同じ質問を繰り返す ・指示を理解できずにとまどっている ・病院と家を間違えている ・朝と夕方を間違える ・人がいないのに「人がいる」と言ったり，話しかけるようなそぶりをみせる ・虫もいないのに，虫をつまむようなしぐさをする
その障害は短期間のうちに出現し（通常数時間から数日），1日の経過中で重症度が変動する傾向がある	・午前中はしっかりと会話もできていたのに，夕方あたりからそわそわと落ち着かなくなる ・面会者が帰ると，落ち着かずに自室の中をうろうろする ・夜になると「家に帰る」と繰り返す，トイレに頻回にいく ・点滴を絡ませてしまう，抜いてしまう
病歴，身体診察，臨床検査所見から，その障害が他の医学的疾患により引き起こされたという証拠がある	・症状の出現に前後して，感染や脱水など明らかな身体の変化がある ・症状の出現前に，薬剤変更がある

ります．**低活動型せん妄でも，過活動型，活動水準混合型に移行することがあり，決して「静かだからなにもしなくてもよい」ということではありません．**

また，思考や行動が遅くなったり言葉が減ると，周囲のものごとへの関心がなくなったようにみえがちです．そのために，せん妄をうつ病と誤って診断されることがあります．

せん妄の症状と診断基準を並べてお示しします（**表1，2**）．第2章-3も参照してください．

表2 精神症状と観察のポイント

精神症状		具体的な症状と確認するポイント
観察して確認すること	意識レベルの変容	・ボーっとしている ・もうろうとしている
会話での観察ポイント	注意力の欠如	・今までできていたことができなくなる 　⇒内服管理ができなくなる 　⇒服装がだらしなくなる，ベッドの周りが散らかっているなど ・視線が合わずに，キョロキョロしている ・ルートを触ったり，体を起こしたり・横になったり，同じ動作を繰り返す ・周囲の音や医療者の動きに気をとられる
	意識レベルの変容	・感情が短時間でころころと変わる ・焦燥感が強く，いらいらして落ち着かない ・目がギラギラしている（過覚醒）
	思考の解体	・話がまわりくどく，まとまらない ・つじつまがあわない
	注意力の欠如	・何度も同じことを聞く ・話に集中できない ・質問と違う答えが返ってくる
問診で確認するポイント	注意力の欠如	見当識障害 （時間）・今日の日付を聞く 　　　　・今の時間が何時頃か聞く （場所）・今いる場所について尋ねる 　　　　⇒自宅から病院までどうやって来るか聞いてみる
	注意力の欠如	短期記憶の障害 ・最近あった出来事を覚えているか聞く 　⇒朝ごはんのメニューを覚えているか 　⇒入院した日にちや治療した日を覚えているか
	思考の解体	幻覚や錯覚 ・いつも見えないものやおかしなものが見えたりしていないか聞く
経過で確認するポイント	急性発症もしくは症状の変動	日内変動や数日での変化 ・以前と様子の変化がないか，家族や患者と関わっているスタッフに聞いたり，カルテを確認する

第2章 せん妄を見極めよう

2. 症状別発現頻度と分類

1 せん妄の症状を整理する（頻度）

第2章-1では，せん妄で生じるさまざまな症状をあげてきました．

もともとせん妄は，アルコール離脱せん妄を中心に精神病理学的な検討がなされてきました．そのために，どうしても症状が非常に広く記載され全体をとらえにくいということがあります．

せん妄を発見し，対応するためには，目の前にある症状を同定してせん妄かどうかを判断する必要があります．そのためには，

① 出現頻度の高い症状で
② 忙しい臨床現場でもすぐに判断できる（くらいシンプルに）

ような判断基準となる症状を明らかにすることが重要です．しかし，一般の教科書をみると，幻視・幻聴，妄想，精神運動興奮，感情の易変動，思考障害などと羅列されていて，どれを目安にしたらよいのかわかりにくいということがあります．

確かにせん妄にはさまざまな症状がありますが，どの症状も一緒に出現したり，同時に出現するものではありません．症状ごとに出現する頻度が異なります．

表1は，緩和ケア病棟のせん妄に関して，その症状の出現頻度を調べた研究です．主に内科的な要因によるせん妄を対象に，症状ごとの出現頻度を調べています．この研究をみますと，

① せん妄の中核症状である注意障害と睡眠覚醒リズムが97％とほぼ必ず認められる
② 一方，せん妄のイメージとしてとらえられがちな幻視や妄想，興奮

表1 せん妄の症状学

神経精神症状，行動異常		認知症状	
睡眠覚醒サイクル	97％	見当識	76％
知覚障害/幻覚	50％	注意	97％
妄想	31％	短期記憶	88％
情動の変容	53％	長期記憶	89％
言語	57％	視空間能力	87％
思考過程	54％		
運動性焦燥	62％		
運動制止	62％		

対象：緩和ケア病棟にてせん妄と診断された患者（N＝100）
　　　（除外 死亡直前，症状評価が難しい場合）
方法：Delirium Rating Scale-Revised 98を施行
結果：100名が参加（全入院患者434名，平均年齢70歳）
（文献4より引用）

　（運動性焦燥）は30〜60％程度であり，およそ2〜3人に1人に出るかでないかである

ということがわかります．

　つまり，せん妄のイメージとして一般的である幻視や妄想，興奮という症状はすべてのせん妄に出現するものではなく，幻視を目安にせん妄を見つけようと思うと，7割くらいのせん妄を見落としてしまうことになります．

　繰り返しになりますが，せん妄の中核症状である注意障害（要するにまとまりのない行動やつじつまの合わない言動）と睡眠覚醒リズムの障害（昼夜逆転，夜間不眠）という地味ではありますが，確実に出現する症状を見落とさないことが重要であることが確認できると思います．

2　せん妄のタイプ（症状による分類）

　先ほど，せん妄のなかで，幻視や妄想など臨床では目につきやすい症状が出現頻度は実は低いということを説明しました．不思議に思われた方も多いかと思います．その背景を少し説明したいと思います．

　約20年ほど前から少しずつ検討されるなかで，せん妄はいくつかのサブタイプに分けられることが明らかになってきました．

表2 症状による分類

過活動型（hyperactive delirium）：20〜30%	
ルート類の抜去や切断，転倒・転落，精神運動興奮など，活動量が増加し，異常行動として医療者の目につきやすい（気づきやすい）	
低活動型（hypoactive delirium）：30〜40%	
日中もうつらうつら眠っていたり，食事の摂取量も落ちるなど，全般に活動量が低下するタイプ．忙しい臨床現場では「訴えてこない＝患者は困っていない」ととらえられがちで，見逃されがちである．そのため，気づかぬうちに全身状態が悪化していたり，ADLが落ち，在宅移行が困難になるなど急性期病院の管理上問題となることが明らかになり，近年注目されるようになってきた．	
活動水準混合型（mixed）：30%	
活動量は変化がない．または，両者の間を行き来するタイプ	

　大きくは，①興奮やルート抜去など，異常な行動として目につきやすいタイプ，②日中もうつらうつらと寝ているように活動が落ちるタイプ，に分けられます．

　それぞれ過活動型・低活動型と呼ばれ，また両者を行き来する混合型と合わせて3つに分けられます（表2）．

　2013年に出されましたアメリカ精神医学会の新しい診断基準DSM-5で，正式にサブタイプの診断基準が採用されました．その背景には，急性期病院を中心に在院日数を短縮させ在宅への移行を推進する力が高まっていること，先進国を中心に高齢患者が増加し，入院中の合併症管理を強化する必要性のあることを受けて強調されてきたものと思われます．

1）低活動型せん妄でも，患者の苦痛は過活動型せん妄と同様に高い

　低活動型せん妄では，患者がうつらうつらと眠っているようにみえるため「患者は苦痛を感じていないのではないか」と受けとられることが多いのではないかと思います．一見苦痛がないようにみえ，また，「問題行動もないから，そのまま経過をみていてもよいのではないか」と思われがちです．

　低活動型せん妄は活動性が落ちるため，気づかぬうち食事摂取が低下し低栄養状態に陥ったり，下肢筋力が低下してADLが低下し，退院後の自立した生活が困難になる問題があります．また，低活動型せん妄と

表3 せん妄のサブタイプと患者の苦痛（平均値）

サブタイプ	患者数（n）	苦痛	P値
低活動型	20	2（0-3）	0.32
過活動型	13	2（2-4）	
混合型	66	3（1-4）	

せん妄のサブタイプによる苦痛の差はなかった．
すなわち，低活動型せん妄で一見うつらうつらしているようにみえても，患者は苦痛を感じていることを示している．
（文献5より引用）

過活動型せん妄は互いに移行することから，「問題行動がないから経過観察でよい」ということにはなりません．低活動型せん妄も等しく治療をし，ADLを維持し，コミュニケーションがとれ，自発的な活動ができるように対応をする必要があります．

また，低活動型せん妄の患者からその経験を尋ねることは非常に難しいのですが，低活動型せん妄から回復した患者に対して，せん妄のときにのどのような経験をしたか尋ねたインタビュー調査があります．サブ解析の研究ですので，その点を割り引く必要はありますが，低活動型せん妄を経験した患者も過活動型せん妄と同様に，非常に苦痛が強かったと報告しています（表3）．言い換えれば，**「低活動型せん妄でも，過活動型せん妄と同様に患者に苦痛を強いる体験である．一見うつらうつらと寝ているように見えても，その苦痛を緩和するための対応をとる必要があるだろう」**となりますでしょうか．

忙しい臨床現場では，苦痛を感じている患者は訴えるはずだと医療者は考えがちです．そのため，訴えないということは患者は苦痛を感じてはいないだろうとみなしてしまう傾向があります．しかし，せん妄では注意障害があり，患者が苦痛を訴えようにも行動を起こさせないという問題が生じます．

せん妄への対応を検討する際に，

① 医療安全上注意をしたいことは，せん妄の患者は，注意障害のために，自覚症状や苦痛を医療従事者に伝えられない
② そのために，医療従事者は「患者は○○になっているかもしれない」と予測し，アクティブに問題を拾い上げる（active monitoring）

姿勢をもつことが大事

なことは確認いただければと思います．

2）低活動型せん妄はうつ病と誤解されやすい

　低活動型せん妄は活動が落ちることから「元気がない→抑うつではないか」と誤解されやすい面があります．うつ病と誤診された結果，抗うつ薬が処方され，抗うつ薬のもつ抗コリン作用の結果さらに活動が落ちたり，せん妄が悪化したりする例も臨床でしばしばみかけますので注意が必要です．

　低活動型せん妄とうつ病を見分けるのは，

　　低活動型せん妄：意識障害であり，注意障害がある
　　うつ病　　　　：意識は清明であり，反応は遅いが注意障害は認めない（反応は遅いが，つじつまが合わなかったり，まとまりのないようなことは認めない）

がポイントになります（表4）．

表4　低活動型せん妄とうつ病の比較

	低活動型せん妄	うつ病
原因	身体疾患に伴う脳機能不全	心理的負担と脳の脆弱性
発症	数時間から数日	数日から数週
日内変動	夜間に増悪	午前中に増悪
睡眠覚醒リズム	昼夜逆転	覚醒レベルは正常 早朝覚醒を中心に入眠困難・中途覚醒がある
注意障害	あり つじつまが合わない	一般的にない
見当識障害	一般に障害されている	一般に障害はない
記憶障害	あり	一般にない （記憶力が落ちた，ぼけたとの訴えが多いが，一般に落ちることはない）
反応速度	遅い	遅い
幻視	あり	一般にない
治療	身体治療と抗精神病薬による薬物療法	抗うつ薬による薬物療法

3）過活動型せん妄と低活動型せん妄の行き来

　最近では，過活動型と低活動型の間での行き来はあるものの，以前に指摘されたほど多くはないことが議論されています．また，過活動型せん妄はベンゾジアゼピン系離脱症候群や抗コリン薬が誘発するせん妄を典型とする脳内GABA抑制系の活動低下を想定する一方，低活動型せん妄は代謝性障害（肝性脳症）のように脳内GABA系の過活動を想定する意見もありますが，実証は乏しくはっきりしたことはまだわかりません．まだ十分には検討されていませんが，過活動型せん妄と低活動型せん妄で病態生理が異なるのではないかとも言われており，今後両者の違いが明らかになれば，治療法についてもより適したアプローチが可能になるかもしれません．

第2章 せん妄を見極めよう

3. 診断基準や評価ツール

1 診断基準（DSM-5, ICD-10）

　今まで説明をしてきましたように，せん妄は症候群であり，いくつかの特徴的な症状・症候により定義されています．

　かつてせん妄は，急性に発症する精神運動興奮と意識変容，関連する幻覚・妄想を指す概念でした．当時の精神病と対比してせん妄の精神病理学的な検討がなされたという背景があります．しかし，Lipowskiがせん妄の概念を整理し，原因の如何にかかわらず「びまん性の脳機能障害を生じた結果起こりうるさまざまな器質的な精神神経症状」としてせん妄を定義しなおし，現在のせん妄の概念を形づくるに至っています[6]．

　現在診断基準として広く用いられているDSM-5もLipowskiの概念を継承し，せん妄を見当識障害を中心とする意識障害を伴う器質性脳症候群として定めています．

　ICD-10にしてもDSM-5にしても，日常臨床で用いるには細かすぎる面がありますので，確認の意味でみていただければと思います（表1）．

2 臨床で使いやすい評価ツール

　正確な診断をくだすには，精神症状評価のトレーニングを受けた者がDSM-5やICD-10の客観的な診断基準を用いて行うことが理想的です．しかし，せん妄は急性期病院において非常に数多く発症していること，一方精神医学のトレーニングを受けている医療従事者は限られていることは日本だけではなく海外でも同様です．

　せん妄の有無を評価するスクリーニングツールや重症度を評価するた

表1 診断基準

DSM-5診断基準	ICD-10診断基準
以下の項目のうち4項目を満たす場合にせん妄と診断	以下の5項目を満たす場合にせん妄と診断
A）注意の障害（注意の方向づけ，集中，維持，転換する能力の低下），意識の障害	a）意識と注意の障害
C）認知の障害（記憶欠損，失見当識，言語，視空間認知，知覚）	b）認知の全体的な障害
B）短期間のうちに出現（数時間〜数日），1日の経過中で重症度が変動する傾向	
E）病歴，身体診察，臨床検査所見から，その障害が他の医学的疾患による直接的な生理学的結果により引き起こされたという証拠がある	
	c）精神運動性障害
	d）睡眠覚醒周期の障害
	e）感情障害
D）昏睡のような覚醒水準の著しい低下という状況下で起こるものではない	

めの尺度の開発が行われ，その性能も検討されてきました．特に海外でスタンダードとなっているConfusion Assessment Method（CAM）は，海外では診断基準にもなっています．すべての尺度が日本語で使用できるには至っていませんが，今後そろってくるものと思われます．

ツールは①認知機能全般を測定する方法，②DSMやICDに基づき診断基準適合の有無を評価する方法，③せん妄に特徴的な症状を評価する方法，④せん妄の重症度を評価する方法等に分けられます．

臨床で用いられる主な評価方法を**表2**にまとめます．

● CAM（Confusion Assessment Method）

一般にCAMというと，スクリーニングに用いるshort versionを指します（**図1**）．

CAMは，「注意障害」を伴う急激な症状の出現を鍵として，せん妄を拾いあげる簡便な方法です．スクリーニングツールというと，チェックシートのようなツールとして思われがちですが，実際のCAMはMMSEなどの簡便な認知機能検査をしながら，そのやりとりをふまえて評価をする判定方法を指します．そのため，症状評価の方法を別にトレーニン

表2 せん妄の評価方法

Clinical Assessment of Confusion（CAC）

25項目の精神運動活動を評価する方法である

Confusion Assessment Method（CAM）

DSMの診断項目に基づき，重症度の評価およびスクリーニングに用いる．重症度評価に用いる9項目のlong versionと，スクリーニング用のshort versionがある．ICUや救急場面に合わせたCAM-ICUなど派生版がある

Delirium Observation Screening Scale（DOSS）

看護師の観察に基づきせん妄の初期症状をとらえることを目的にした方法．日本語版はない．5分以下で評価が可能

Delirium Rating Scale（DRS）

せん妄の診断補助手段として開発された．症状評価10項目からなる

Delirium Rating Scale-Revised-98（DRS-R-98）

DRSを重症度評価，過活動型と低活動型の分類ができるように改訂した版．診断項目と重症度評価の項目を合わせもち，また過活動型と低活動型を区別することが可能．せん妄の症状を細かく検討したい場合に使用する

NEECHAM Confusion Scale

看護アセスメントに基づいて，せん妄の症状および重症度を評価するスケール．細かい症状評価が可能だが，サブスケールがせん妄の重症度との関連が低いこと，NEECHAMの評価自体が急性錯乱であり，診断基準との整合性を疑問視する声もある

ICDSC（Intensive Care Delirium Screening Checklist）

ICUにおけるせん妄のスクリーニングを目的に開発された．DSMの診断基準に基づき8項目の症状チェックリストからなる．標準化された日本語版がまだない

Digit Span Test

約1秒間隔でランダムに数字を示し，その数列を覚えて復唱させる方法．診断ツールにはならないが，注意障害をベッドサイドで評価するうえでしばしば用いられる

Memorial Delirium Assessment Scale（MDAS）

DSM診断基準に基づき，せん妄の重症度評価を目的とした評価方法

Mini-Mental State Examination（MMSE）

高齢者の認知機能障害全般を簡易的に評価する方法．見当識，記憶，注意・集中力の評価項目がある．特に注意障害に対する感度は高い．認知機能評価を目的とした方法のため，せん妄の診断に特異的ではない点に注意が必要

Nursing Delirium Screening Scale（Nu-DESC）

看護師の臨床業務のなかでの観察項目に基づき，せん妄をスクリーニングする目的で開発された評価方法である

Agitation Distress Scale（ADS）

Moritaが開発した終末期がん患者の過活動型せん妄の評価方法

Communication Capacity Scale（CCS）

Moritaが開発した終末期の体活動型せん妄の評価方法．低活動型せん妄ではコミュニケーション能力の障害が問題となる

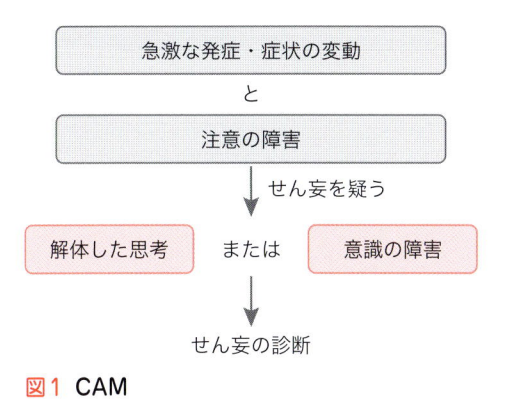

```
急激な発症・症状の変動
        と
      注意の障害
         ↓ せん妄を疑う
解体した思考  または  意識の障害
         ↓
      せん妄の診断
```

図1 CAM

グする必要があります．せん妄のスクリーニングツールというと，精神症状評価のトレーニングを受けなくても簡単に評価できるチェックリストを期待されますが，基本的な症状をアセスメントする能力は求められます．その内容は決して難しいものではありませんので，ぜひ本書を参考に挑戦していただけたらと思います．

第2章 せん妄を見極めよう

4. せん妄と認知症の違い

1 せん妄と認知症の区別

　急性期病院の臨床においては，せん妄も認知症も認知機能が障害されている点で非常に似たような症状を呈します．実際，病態についても両者ともにコリン系の障害が想定されていることもありますし，認知症があるとせん妄を発症しやすくなることもあります．

　しかし，疾患の原因を考えますと，せん妄は身体疾患によって生じる脳機能不全であるのに対し，認知症は神経変性・脱落による脳機能低下であり原因が異なります．発症までの期間も，せん妄が数時間から数日と短期間であるのに対して，認知症は一般に半年以上かけて徐々に出現します．

　臨床においては，**少なくともこの1〜2週で変化があるのであれば，まずせん妄を疑って鑑別を進めるのが一般的です**（表1）．

2 認知症にかぶさるせん妄の見分け方

　臨床において，認知症患者にせん妄が重なることも一般的にあります（海外では認知症に重畳するせん妄 "delirium superimposed on dementia" と呼ばれます）．急性期病院に入院した認知症患者の70％程度にせん妄が重畳するともいわれます．

　症状のどこからどこまでが認知症でどこからがせん妄かを区別することは，両者の症状が重なることもあり難しい面がありますが，まず，入院前の生活状況，日常生活機能を確認することが第一歩です．せん妄であれば日常生活は保たれていることになりますし，認知症であれば何ら

表1 せん妄と認知症の比較

	せん妄	認知症
発症	数時間から数日	数カ月から年
意識レベル	障害	清明
注意障害	あり	なし
記憶障害	あり	あり
日内変動	あり，夜間に増悪	なし
睡眠覚醒リズム	昼夜逆転	なし
幻覚・妄想	一部に幻視	一部に幻視（レビー小体型認知症），妄想
活動	過活動・低活動	一般に正常
不随意運動	振戦・ミオクローヌスなど	ない
脳波	異常	異常
治療による可逆性	一般的にあり	ない

かのIADLの障害を聞き出すことができます．

ただし，独居の場合や，家族がすぐに来院できない場合があります．その場合は，せん妄には"日内変動"があることから，一般的に日内変動の分をせん妄とみなして，症状評価を暫定的に進めます．現実にはまずせん妄の対応を進め，睡眠覚醒リズムが整い症状が安定したときに改善したところをせん妄の症状，残存した認知機能障害を認知症と判断します．

日常臨床で注意をしたいのは，認知症にせん妄を合併した場合，どうしても「問題行動を抑える」という管理的な意識が強く働き，過鎮静になりがちな点です．最近元気がない，日中寝ていることが多いという場合に，低活動型せん妄だけではなく，過鎮静に注意してください．昼夜のリズムをつける，食事や離床を促すなどの生活支援が重要です．

Point

せん妄と認知症の見分け方
- 入院前のIADLの情報収集が大事
- 情報がすぐにとれない場合は，日内変動を頼りに暫定的にせん妄とみなす（あくまでも暫定）
- 認知症は初期からアパシー（自発性の低下）がある．過鎮静になりがちである

第2章 せん妄を見極めよう

5. せん妄の原因同定と治療

1 せん妄の原因を同定する

　せん妄の治療や見通しを評価するためにも，せん妄の原因を詳細に検討することは重要です．せん妄は脳機能不全であり，脳の機能に影響を与えるものであれば，どのようなものもせん妄の原因となります．そのため検索は非常に多岐にわたります（表1）．

　術後せん妄など治療による侵襲が明らかな場合には単一要因が多いのですが，一般的に多要因が絡むことが多いです．

　このように多岐にわたるとなると，せん妄の原因を同定するために全部を鑑別しなければならなくなるのではないかと途方に暮れてしまうかもしれません．しかし，実際にはその原因の頻度が異なりますので，それを頼りに鑑別を進めます．

　臨床上，経験的に言われていることには，

表1　せん妄の原因

中枢神経系への直接的侵襲	脳梗塞，脳転移，脳炎，髄膜炎
臓器不全による代謝性脳症	肝・腎機能障害，呼吸不全
電解質異常	Ca，Na，Kの異常（特に低Na血症，高Ca血症）
薬剤性	モルヒネ，ステロイド，抗うつ薬，睡眠薬など
感染症	肺炎など
血液学的異常	貧血
栄養障害	全身性栄養障害（悪液質）
腫瘍随伴症候群	ホルモン産性腫瘍

終末期では多要因であることが多い（文献7より引用）

① 高齢者のせん妄の原因として**脱水**，**感染**（呼吸器，尿路），**薬剤**が一般的である（在宅のせん妄の原因としてよく知られている）
② 高齢者がせん妄を生じたときに，経験的に関連する背景要因が平均3つある

があります．患者がせん妄を発症した場合に，まず脱水・感染・薬剤を中心に臨床症状の評価を進め，原因を3つあげることを目安に探索を進めます．評価と合わせて，必要に応じて検査を加えていくことで方針を立てていきます．

2 原因から治療を組み立てる

せん妄の原因を同定できたら，次に治療を組み立てていく必要があります．

せん妄の治療は，当然**せん妄の原因となる身体疾患を治療することが**中心になりますが，併せて修飾する多様な環境要因についても注意を払い，ケアを同時に提供する必要があります．ここに，「せん妄は多職種でのケアが重要である」ことの背景があります．

臨床では，治療を検討するうえで原因を図1，表2のように3種に分けて整理することが行われます．

具体的には，

① **準備因子**：脳自身に機能低下を生じやすい状態が用意されている
② **誘発因子**：直接せん妄を生じはしないものの，脳に負荷をかけ，機能的な破綻を誘導する
③ **直接因子**：直接脳の機能的な破綻を引き起こす

に分けて検討していきます．

1) 直接因子の除去

せん妄の治療となりますと，この直接因子を確実に同定し，除去することが目標になります．複数の要因が重なることも多く，また対応が困難な原因（たとえばがん性髄膜炎）もあります．

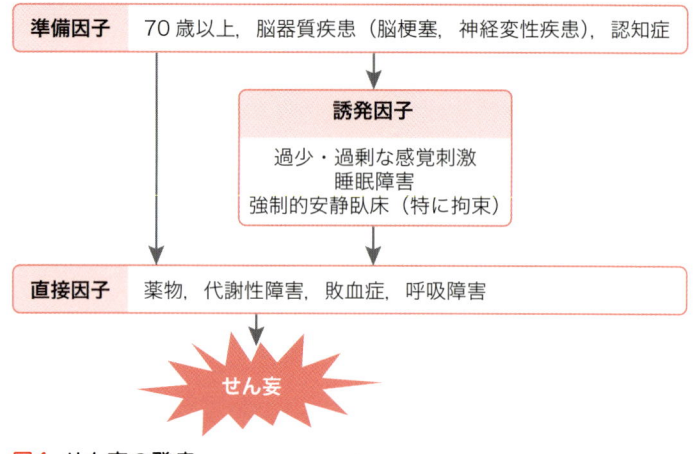

```
準備因子  70歳以上，脳器質疾患（脳梗塞，神経変性疾患），認知症
              ↓
         誘発因子
         過少・過剰な感覚刺激
         睡眠障害
         強制的安静臥床（特に拘束）
              ↓
直接因子  薬物，代謝性障害，敗血症，呼吸障害
              ↓
            せん妄
```

図1 せん妄の発症

実際的な戦略は，

① 原因をもれなく同定し，
② 対応できる原因を確実に除去すること，具体的には特に多い脱水を補正，疑われる薬剤を外し，可能な限り感染をコントロールすることを中心に検討する

になります．

2）誘発因子への対処

　合わせて重要になるのが誘発因子への対処です．誘発因子は主に環境要因が該当します．直接せん妄を生じることはないものの，症状の重症化や遷延を招くため，その管理が重要なのですが，忙しい臨床現場では対処を忘れがちです．

　誘発因子は，

① 環境（非生理的な環境，夜間の照明，音など）
② 感覚遮断（視覚障害，聴覚障害）：難聴，白内障
③ 睡眠覚醒リズムの障害
④ **身体拘束**・強制的な臥床
⑤ 不快な身体症状（**疼痛**，呼吸困難，**便秘**，排尿障害など）

表2 せん妄の原因となる因子

準備因子	年齢	高齢なほど生じやすい（特に70歳以上はリスクが高い）
	脳の器質的な障害	認知症の既往 術後せん妄では，高血圧の既往もハイリスクにあげられる
		脳血管障害の既往
誘発因子	感覚障害	聴力障害，視力障害（白内障）
	睡眠覚醒リズムの障害	夜間に覚醒を促す処置（24時間の点滴） 身体拘束・強制的な臥床
	コントロールされていない身体症状	疼痛，呼吸困難，便秘，排尿障害
直接因子	脳機能の直接障害	脳転移，がん性髄膜炎 脳血管障害 外傷
	電解質異常	脱水，高Ca血症，低Na血症
	代謝性障害	低血糖，肝性脳症，ビタミンB群欠乏
	自己免疫疾患	SLE
	内分泌疾患	甲状腺機能低下症，副甲状腺機能異常，副腎不全，下垂体機能低下
	感染症	
	循環障害	貧血，低酸素血症
	薬剤	オピオイド（モルヒネ換算90mg以上），ベンゾジアゼピン系薬剤（抗不安薬，睡眠導入薬．ロラゼパムで2mg相当以上），抗うつ薬，ステロイド（デキサメサゾン換算で15mg以上），抗ヒスタミン薬
		インターフェロン
		抗コリン薬 H2受容体拮抗薬

などがあります．

　特に身体拘束は強力なせん妄の重症・遷延する要因であり，**せん妄に対して拘束は原則的に禁忌に近い**ものです．また，疼痛も強力な遷延要因です．疼痛が放置され，その結果夜間不眠を来し，せん妄に移行する例が多いです．一方，鎮痛薬であるオピオイドやNSAIDsはせん妄の原因でもあります．過量投与にならないようにコントロールを細かくとることが重要です．そのためには看護師と連携を密にし，状態を丁寧に評価することが治療上必要になります．

第2章 せん妄を見極めよう

6. 臨床的な観察ポイント

　以上，せん妄の症状から原因の同定までの流れを説明しました．最後に，せん妄の症状を振り返る意味で代表的な場面を提示してみたいと思います．

1　覚えていない

　入院中の患者．午後4時頃に訪室したときに「今日の昼ご飯はいかがでしたか？」と尋ねたところ，患者は「昼ご飯？食べたかなあ．ご飯は米だし，今は食べるときではないよ」と答えた．続けて「入院をしていると，ときどき時間の感覚がなくなり，今が何時かわからなくて困る方もおられます．ひょっとして，今が朝か夕方がわからなくなって不思議に思ったり，困ったりされていませんか？」と質問をしたところ「いや〜，わからないときがあるんだよ．今は夜中だよ」と答えた．

● アセスメント

　この症例の場合，3〜4時間前の食事のことを記憶していないことが疑われます（短期記憶障害の疑い）．続けて，昼ご飯の話題から「ご飯は米だし」など直接はつながりにくい話題を話し始めており，しかも本人が気づかず修正をしないあたりは注意の障害（詳しくは注意の転動といい，1つのことに集中して続けていくことが難しい状態）があります．

　また，夕方なのに夜と間違えて認識している点は，見当識の障害（時間）を疑います．

> **Point**
> 臨床の知恵
>
> 　見当識を尋ねるときに「今は何時ですか？ここはどこですか？」と認知機能検査では質問することがあります．しかし，日常臨床で「ここはどこですか？」などと尋ねると，患者さんにとっては試されていると感じて不快に思う方もいますし，かえって不安をあおる場合もあります．その場合，上のように数時間前の出来事に関連するような話題を振り，思い出して答えていただくような振り方をすると，不快な思いを与えずにさりげなく見当識を確認することができます．

2　同じことを繰り返す

　70代男性．肺炎にて入院治療中．夕食前より落ち着かなくなり「家に帰りたい」と訴え，荷物をカバンに詰め，パジャマ姿のまま自室とナースステーションを行ったり来たりしている．病棟スタッフが「治療中なので落ち着いたら帰りましょう」と説得して部屋に連れて帰っても5分後に出てきて同じことを繰り返す．携帯で娘に電話をして「変なことになっている．助けてくれ！」と叫んでいる．

● アセスメント

　よく病棟で見かける光景です．何度も訴えたり，病棟を行き来する，同じことを何度も尋ねるなど同じ動作を繰り返す（常同行為と言います）ことは，注意力が低下したり，強い不安のときに出る症状です．さらに，ここでは「変なことになっている」と話しています．これは，周囲の状況をうまくつかめなくなり，そのために見当識が失われたり，不安が高まっていることが疑われます．特に日中は問題がないのにも関わらず，夕方から落ち着かなくなる，会話のまとまりがなくなるのは，典型的なせん妄のパターンです．

> **Point**
> よく，夕方から落ち着かなくなる場合に「せん妄はストレスからなる」とか「不安だから家に戻ればよくなる」と言って，家に帰す事例を聞きます．しかし，前述のようにせん妄は，身体的な要因で起こる意識障害です．全身状態の悪化のサインである場合もあり，安易に退院・外泊を推奨するのは危険です．

3 怒り出す患者

70代，喉頭がんの放射線化学療法目的で入院中の男性患者．にこにこと穏やかな性格であったが，入院して数日経った頃より夕方になると怒り，看護師を怒鳴りつける姿が目立つようになった．怒る理由も今ひとつはっきりせず「ナースコールを押したらすぐ来い！」とか「飯は絶対あれだ．朝食は卵がつくに決まっているだろ！」と夕食を前にして怒っている．看護師が謝ると「そうやって訳わからんことを言う！早く朝食を出せ！」と怒鳴り，看護師が対応に困っている．

● アセスメント

日中はおとなしいのに，夕方になると怒りっぽくなるパターン（易興奮性と言います）もせん妄に多い症状の出かたです．この方もナースコールを押してすぐに対応を求めるあたりは不安・焦燥感が高いのかと疑いたくなります．続けて，夕食を朝食と間違えて怒っているのは，時間の見当識の障害（朝と夕方を間違えている）可能性があります．

説明をしても説明を順を追って理解できないときには，注意力の障害（集中して聞くことができず，したがって説明の内容もわからない）と考えます．

4 難治性の疼痛

入院中の患者．日中は疼痛もなく穏やかに過ごしているが，夕方になると「痛い，痛い」と叫び出す．疼痛の部位を尋ねてもあちこち定まら

ず，性状も不明．レスキューをつかっても効果がはっきりせず，繰り返すと過鎮静になり，難治性の疼痛として対応に困っている．

● アセスメント

不安・焦燥感は，ときに形を変えて疼痛として訴えられる場合もあります．「痛い」からと評価なくレスキューを使うと，過鎮静になるなど事故に直結する危険もあり注意が必要です．

5 散らかっている

入院中の患者．入院当初はテーブルも整理され，服装も整っていたが，入院1週間頃になると，ゴミが放置されていたり，服装も乱れ，なんとなく薄汚い雰囲気がする．

● アセスメント

身の回りの様子を見ると，習慣と思われがちですが，実はせん妄に伴う注意障害があり，整頓や保清ができなくなっている場合があります．細かいことですが，せん妄を疑う重要なサインです．

第2章 引用文献

1) Aakerlund LP & Rosenberg J：Writing disturbances：an indicator for postoperative delirium. Int J Psychiatry Med, 24：245-257, 1994
2) Levkoff SE, et al：Delirium. The occurrence and persistence of symptoms among elderly hospitalized patients. Arch Intern Med, 152：334-340, 1992
3) Fountain A.：Visual hallucinations：a prevalence study among hospice inpatients. Palliat Med, 15：19-25, 2001
4) Meagher DJ, et al：Phenomenology of delirium. Assessment of 100 adult cases using standardised measures. Br J Psychiatry. 190：135-141, 2007
5) Bruera E, et al：Impact of delirium and recall on the level of distress in patients with advanced cancer and their family caregivers. Cancer, 115：2004-2012, 2009
6) Lipowski ZJ：Transient cognitive disorders (delirium, acute confusional states) in the elderly. Am J Psychiatry, 140：1426-1436, 1983
7) Breitbart W：Psychotropic adjuvant analgesics for pain in cancer and AIDS. Psychooncology, 7：333-345, 1998

第3章 抗精神病薬に詳しくなろう

1. 薬物療法を検討する前に

　第3章では，せん妄に対する薬物療法，特に抗精神病薬の処方と組み立て方を考えていきたいと思います．

　まず，薬物療法を検討する前の段階で忘れてはいけないことは，必ずせん妄の原因を同定し，その原因が除去可能あるいは修正可能であれば，除去・修正する取り組みを検討することです．

　特に高齢者のせん妄の場合，せん妄の原因となる頻度の高い，脱水と感染，薬剤が原因として寄与しているかどうかを検討します．

> **Point**
> せん妄の薬物療法を検討する前に，必ず原因のあたりをつける．
> 特に，高齢者の場合，脱水，感染（尿路感染，呼吸器感染，褥瘡），薬剤（オピオイド，ベンゾジアゼピン系薬剤）は見落とさない．

　薬物療法について考えていく前に，次に確認をしたいことは，せん妄の治療のゴールはどこか，です．

　せん妄対策に関心が集まる理由に「医療事故を防ぐ」や「転倒転落を防ぐ」という医療安全的な視線が重視されます．そのためせん妄治療のゴールはどうしても「事故を防ぐ→鎮静する，寝かせる」というイメージがもたれがちです．

　しかし，せん妄が身体的な要因による**「意識障害」**であることを考えれば，せん妄の治療のゴールは，意識障害から回復させる，**「意識障害を治療する」**ことを考えなければなりません．また，せん妄の体験自体が患者さんに苦痛を与えていることも考える必要があります．

　最終的にせん妄の治療のゴールは，

患者さんが覚醒し，注意を適切に払え，認知も改善し，意思決定ができ，快適に過ごし，周囲ともコミュニケーションがとれる状態に回復すること

になります[1]．

> *memo* ただし，終末期の死の過程に重なるせん妄においては回復は困難であるため，治療の最終目標は修正する必要があります．その場合は，患者家族の不快を可能な限り取り除くことが主眼となります．

Point

　せん妄の治療のゴールは，意識障害を取り除き，認知機能を回復させ，周囲とコミュニケーションがとれる状態をとり戻すことにある．決して寝かせることではない．

第 3 章　抗精神病薬に詳しくなろう

2. 抗精神病薬の基本事項

1　せん妄の薬物療法を考える

　せん妄の治療の基本は，せん妄の原因となる身体要因を除去することにありますが，ほとんどの場合薬物療法を併用します（表1）．標準的な薬物は抗精神病薬ですが，最近ではそのほかにコリンエステラーゼ阻害薬やα2作動薬，メラトニンなども検討されています．

　従来，抗精神病薬は鎮静をかけるためだけの対処療法と思われがちでしたが，近年の検討からは，抗精神病薬が治療効果をもつ（単なる鎮静ではない）ことも明らかになってきています．

表1　向精神薬の分類

	作用部位	作用
抗精神病薬 定型抗精神病薬 （セレネース® コントミン®） 非定型抗精神病薬 （リスパダール® セロクエル® ジプレキサ®）	ドーパミン神経 セロトニン神経	神経活動全般を調整 幻覚・妄想など認知機能障害を改善
抗不安薬 （セルシン® ワイパックス® デパス®）	GABA系抑制介在神経	GABA系介在神経に作用 脳皮質活動全般を抑制する方向に作用し抗不安効果を発揮する せん妄への治療効果はない
睡眠導入薬 （ハルシオン® マイスリー® レンドルミン®）	GABA系抑制介在神経	抗不安薬と同様にGABA系抑制介在神経に作用し，鎮静入眠作用を発揮する 抗不安薬と同様，せん妄への治療効果はない

2 精神科の薬物療法について振り返る

　それぞれの薬物について考えていく前に，まず精神症状に対して用いる薬剤の全体像を説明したいと思います．といいますのも，精神症状に対して使用する薬剤は非常に種類が多いことと，それぞれの薬剤の違いについて確認する機会が少ないため，誤解されていることも多いからです（**表1**）．

1）抗精神病薬

　抗精神病薬は，もともとは統合失調症や双極性障害の治療薬として開発された薬剤ですが，せん妄の治療に用いられる標準的な薬物でもあります．抗精神病薬の作用機序は，脳内のドーパミンやセロトニン神経系のシナプス伝達を阻害・修飾して作用すると考えられています．抗精神病薬には定型抗精神病薬（第一世代）と非定型抗精神病薬（第二世代）とに分けられます．**第3章-3**で詳しくふれます．

2）抗不安薬

　抗不安薬は1960年代に登場した薬物で，主としてベンゾジアゼピン系薬剤を指します．

　ベンゾジアゼピン系薬剤は，脳内のγアミノ酪酸（GABA）受容体に作用してその機能を発揮します．GABAは皮質領域にほぼ限定されて分布する神経伝達物質です．GABAの最大の特徴は，脳内の伝達を抑制する方向に作用する点です．

　ベンゾジアゼピン系薬物は神経伝達物質の受容体に直接作用して伝達を遮断するイメージをもたれがちですが，直接遮断することも直接伝達することもありません．具体的には，ベンゾジアゼピン系受容体に結合してGABAと受容体との作用を調整するように働きます．その結果として，鎮静作用や筋弛緩作用，抗不安作用を発揮します．

3 抗精神病薬と抗不安薬の違い

　両者は昔，どちらも精神安定剤（トランキライザー）と呼ばれていた背景があり，今でもしばしば混同されがちです．その歴史を簡単にお伝えします．

　1950年代頃，精神的な不調に対する治療がはじめて試みられた時代には，精神症状といえば興奮，その治療といえば鎮静させる時代でした．要するに精神科の薬物治療はすなわち鎮静でありそれ以外の対応は困難でした．そのため，治療目的で使う薬物をみな鎮静薬と呼んでいました．

　その後，鎮静薬以外に神経刺激薬により症状が改善する患者さんも認められ，鎮静薬以外の精神科治療に対する期待がもたれるようになりました．そのような新しい作用機序を期待された薬物は，従来の鎮静薬の代わりに精神安定剤という呼び名が用いられるようになりました．そのなかでも抗精神病薬はメジャートランキライザー（強力精神安定薬），バルビツール酸系薬物とベンゾジアゼピン系薬物はマイナートランキライザーと呼ばれるようになりました．しかし，日本ではどちらも安定剤ということで似たような薬物と誤解を招いてしまったきらいがあります．

1) そもそも抗精神病薬とは

　抗精神病薬は1950年代に発見された薬物です．最初に発見されたクロルプロマジンはもともとは中枢神経系に作用する抗ヒスタミン薬を作ることを目指して合成されました．クロルプロマジンは精神的不調以外にも悪心嘔吐や掻痒感にも有効性を示し，幅広く効果のある薬剤として登場しました．その後統合失調症患者の再入院率を下げたことから統合失調症の治療薬としても認識されるにいたりました．

　抗精神病薬は錐体外路症状を引き起こすことが明らかとなり，また錐体外路症状を引き起こす薬剤だけが精神病症状への治療効果をもつように思われたことから，ドーパミン阻害作用に注目が集まるようになりました．

2）抗精神病薬はどのような効果を示すのか

　これら抗精神病薬が一体何をするのか，は現在もさまざまな検討されていますが，最終的には「以前ならば気になっていたことがそれほど気にならなくなる」というような変化をもたらすと考えられています．より具体的に言えば，内服する前はあれこれと気になって頭の中を占めていたがその占める割合が減り，意識がはっきりとし，前よりも集中できるようになる，という変化をもたらします．このときの患者さんの体験は「おかしいと思うような考えも浮かぶのだが，以前のように煩わされることがなくなった」ということを話されます．治療効果に関する研究は統合失調症に対する治療効果が主な対象になりますが，おそらくせん妄に対しても同様の効果を発揮すると考えられています．

　一方，このような薬が効くことで調子がよくなる患者さんばかりではありません．なかには緊張や集中力の低下を招いて，調子が悪くなる患者さんもいます．

3）定型抗精神病薬と非定型抗精神病薬

　非定型抗精神病薬は，定型抗精神病薬に引き続いて開発された薬剤です．その特徴は，①抗精神病薬につきものと思われていた錐体外路症状を起こしにくいこと，②遅発性ジスキネジアのリスクが比較的少ないと考えられる点です．一方，非定型抗精神病薬は全体的に代謝性障害を生じやすいリスクがあります．

　せん妄に対して使用することを中心に薬剤を整理しますと，抗精神病薬は定型抗精神病薬，非定型抗精神病薬どちらも1つのスペクトルの上におくことができます（図1）．その一方は，ハロペリドールやリスペリドンといったドーパミン遮断効果をもつ薬剤，もう一方は，クロルプロマジンやクエチアピン，オランザピンといったドーパミンだけではなく，セロトニンやヒスタミン受容体にも作用し，鎮静効果の高い抗精神病薬になります．そして一方の薬物が効果的に作用する患者さんもいれば，反対側の薬剤に反応する患者さんもいます．

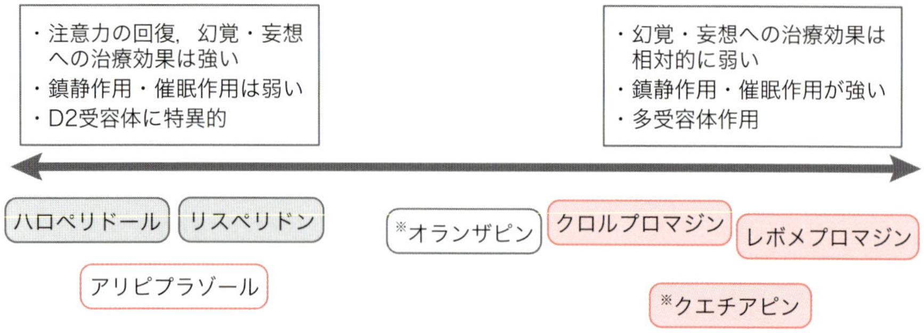

```
・注意力の回復，幻覚・妄想
  への治療効果は強い
・鎮静作用・催眠作用は弱い
・D2受容体に特異的
```

```
・幻覚・妄想への治療効果は
  相対的に弱い
・鎮静作用・催眠作用が強い
・多受容体作用
```

ハロペリドール　リスペリドン　　※オランザピン　クロルプロマジン　レボメプロマジン

アリピプラゾール　　　　　　　　　　　　　　　　※クエチアピン

図1　スペクトル
※ 糖尿病合併の場合は禁忌

4）抗精神病薬の使用量をどのように設定するのか

　これは統合失調症に対する治療で議論されてきた背景がありますので，まずそこから振り返ってみたいと思います．

　1980年代頃まで，抗精神病薬は高用量で用いられ，大量投与が行われたことがあります．この背景には興奮する患者さんに対して早急に鎮静させる必要があり，その目的に抗精神病薬が使用されたという点があります．しかし，抗精神病薬はベンゾジアゼピン系薬物やバルビツール酸系薬剤と異なり，鎮静効果には優れておらず，大量投与をしなければなりませんでした．その後，1990年代に，抗精神病薬の大量投与はときには死亡にいたるリスクがあることがわかり，鎮静のためのプロトコールが別途検討されることになりました．

　現在ではハロペリドール10mgを越えて使用しても治療効果は高まらず，有害事象の発生リスクのみ上がることが統合失調症では知られています．せん妄に関する至適用量はまだコンセンサスが十分には得られていませんが，

① せん妄は全身状態が不良の条件下で抗精神病薬が使用されること
② 高齢者が多く，もともと有害事象のリスクが高いこと
③ 抗精神病薬を高用量で使用することは意欲の低下やアカシジアなどを引き起こすこと

表2 せん妄に用いる代表的な抗精神病薬

	抗精神病薬	投与経路	常用量	半減期	使用上の注意点	特徴
定型抗精神病薬	ハロペリドール	経口, 静脈, 筋肉, 皮下	0.75〜10mg	10〜24時間	・錐体外路症状の発現率が高い ・高用量ではECGでQT間隔のモニタリングが望ましい	・標準的な治療薬 ・ハロペリドール単独でせん妄症状のコントロールができた比率は60％で，精神運動興奮が強い場合には，ベンゾジアゼピン系薬剤やクロルプロマジンの併用が必要
	クロルプロマジン	経口, 静脈, 筋肉, 皮下	10〜25mg	10〜59時間	・強いα1受容体阻害作用があり，鎮静効果が強い反面，血圧低下など循環動態への影響がある ・けいれん閾値を下げるため，脳転移のある患者さんでは，けいれん誘発に注意をする	ハロペリドールに比べて強い鎮静作用があるため，精神運動興奮が強い場合に用いる
非定型抗精神病薬	オランザピン	経口	2.5〜10mg	21〜54時間	・鎮静効果が強い ・過鎮静のために投薬量が制限されることがある ・代謝障害のリスク	難治性悪心嘔吐の治療薬としても使用されることがある
	リスペリドン	経口	0.5〜4mg	4〜15時間	・活性代謝物が腎排泄のため，腎機能低下時に過鎮静が生じる場合がある ・代謝障害のリスク	
	クエチアピン	経口	12.5〜200mg	3〜6時間	代謝障害のリスク	・半減期が短く持ち越し効果が少ない ・錐体外路症状がほとんどなく，パーキンソン病のせん妄・精神病症状には第一選択薬となる
	アリピプラゾール	経口	6〜24mg	40〜80時間		・鎮静効果がない ・低活動型せん妄に対して主に使用される

を考えると，基本的には低用量を標準とすることが無難であると考えます（表2）．

　もしもハロペリドール10mgを越えても効かないと判断される場合は，抗精神病薬のタイプを変える（たとえば，より鎮静作用の強いクロルプロマジンやオランザピンに切り替える）か，ベンゾジアゼピン系の薬剤を併用することが突破口になることがあります．

臨床において重要なことは，患者さんをよく観察しそして患者さんに尋ねることです．今の治療で不快な症状がとれているのかどうか，以前よりも楽になっているかどうか，と．せん妄や認知症などでは，ともすれば，本人の自覚症状を扱うことが忘れがちですが，大事なことは，本人の苦痛を確認することにあります．

第3章 抗精神病薬に詳しくなろう

3. 主な薬剤の特徴と使い方

1 定型抗精神病薬

1) ハロペリドール（セレネース®, リントン®）

　世界的にみても最も多く使用されてきた抗精神病薬で，せん妄の治療薬としていまだに第一線に立つ薬物でもあります．

　ハロペリドールは強力なドーパミン2型受容体（D2）阻害作用をもち，統合失調症の幻覚・妄想への治療を中心に多くの臨床で用いられてきました．

　ハロペリドールの最大の特徴は皮下，筋肉注射，静脈内投与，経口投与と多様な投与経路をもつ唯一の薬剤である点です．経口投与の場合，肝臓での初回通過効果によりbioavailabilityは約60％になります．また，緩和ケアにおいては制吐薬として点滴静注や皮下注で用いられることも多いです．

　使用量については統合失調症の研究があります．統合失調症においては，D2受容体の65％を占めるあたりから臨床効果が現れるとの報告があります．せん妄患者に対する臨床効果に統合失調症の結果が外挿できるかは明らかになっていませんが，臨床上類推して用いられています．

❶ ハロペリドールがどうして使用されるのか

　せん妄に対するハロペリドールの使用を支持する根拠は，基本的にケースシリーズの報告になります．登場から50年，世界的に用いられてきましたが，逆に対照試験は今までほとんどありません．

　ハロペリドールは英国NICEのガイドライン，米国のCritical Care

Medicineのガイドライン，そのほかでも常に第一選択薬として示されています．英国のCritical Care領域の調査では専門医の74％が過活動型せん妄の第一選択薬として，低活動型せん妄に対しても80％が第一選択で使用すると答えています[2]．

❷ 使用量

　現在の急性期治療の場面では，ハロペリドールの点滴静注では，初回使用量が2.5mg〜5mg（0.5A〜1A）が用いられることが多く，症状を繰り返し評価しながら必要に応じて追加をしていく方法が用いられます（滴定法）．

　経口投与をする場合には，より少量の0.5mg〜2mgから用いられます．一般に，高齢者，低体重，全身状態不良の場合には通常使用量の1/2〜1/3から慎重に投与されます．

　APAのガイドラインでは，経口以外の投薬で1回1〜2mg，高齢者で0.5〜1mgを2〜4時間で繰り返し投与することを勧めています．間隔は30分あけます．

❸ ハロペリドールを使用するうえで確認しておきたいこと

　ハロペリドールは，せん妄の注意障害や幻覚，妄想，焦燥感を主なターゲットとして用いられます．特に抗幻覚・妄想作用は強いのが特徴です．同じように，ハロペリドールを，興奮を鎮めることを目的に使用されますが，鎮静作用（興奮を鎮める作用）は弱めです．そのため，過活動型せん妄で，精神運動興奮が強い場合には，ハロペリドール単独で症状管理をすることが困難な場合がしばしばあります．海外のデータでは，ハロペリドール単独で管理ができる割合は60％程度であったと報告があります[3]．

　興奮が強い場合には，ハロペリドールに鎮静効果を期待するのは無意味です．上限値は完全にコンセンサスが得られてはいません．しかし，おおよそ10mg（2A）まで用いても，改善しない場合には，ハロペリドールを上乗せしても鎮静効果は期待しにくいです．精神運動興奮を抑える意味で鎮静が必要な場合には，ベンゾジアゼピン系薬剤（具体的にはミダゾラム（ドルミカム®）やフルニトラゼパム（サイレース®，ロ

ヒプノール®）を併用します．

> **ハロペリドールの血中濃度ピーク時間**
> 経口投与：ピーク60〜90分
> 筋肉内投与（皮下注でもほぼ同等といわれる）：ピーク20〜40分
> 静脈内投与：ピーク数分
> 半減期：12〜36時間

　また，しばしばハロペリドールを不眠時に（催眠目的に）処方される場合がありますが，同様に催眠作用は弱く，催眠目的の使用には適しません．特に注射薬は1Aが5mgと高用量であり，繰り返すと過量投与になりがちです．「寝ないから」と，ハロペリドールの点滴静注を繰り返し，気がつくと過量投与になり，「翌日に持ち越してしまった」事例は非常に多い失敗例です．

> **Point**
> ハロペリドール
> ・多様な投与経路をもつ唯一の抗精神病薬（ただし，最近は経口投与が可能な場合は，薬剤性パーキンソン症状のリスクを考えてハロペリドールを避け，非定型抗精神病薬を選択する傾向がある）
> ・注意障害，幻覚（幻視）・妄想，焦燥感の改善を目的に使用する
> ・鎮静作用（興奮を鎮める作用）は弱い
> ・催眠作用（入眠を促す作用）は弱い
> ・睡眠リズムを整える目的で（催眠目的で）使用すると過量投与になりがち（特に注射剤）．半減期が長いため翌日に過鎮静を招く

2）クロルプロマジン（コントミン®，ウィンタミン®）

　フェノチアジン系の定型抗精神病薬で，すべての抗精神病薬の原型となった薬剤です．経口および筋注，保険適用外ですが静注ならびに皮下注で用いられます．
　この薬剤の特徴は，強力なアドレナリンα1受容体阻害作用をもち，強い鎮静作用をもつ点です．そのため，ハロペリドールで管理が困難な，

精神運動興奮の強い過活動型せん妄の症状コントロールのために用いられます．一方，同時に血圧低下作用がありますので，循環器系管理のリスクがある場合には，使用には注意が必要です．また，けいれん閾値を下げますので，てんかん発作のリスクのある方には投与量を最小限に抑えるようにします．

経口の生体利用率は32％程度，半減期は30時間です．

臨床では，吃逆（しゃっくり）止めや制吐剤としても登場します．

同様に，催眠作用も用いて，睡眠覚醒リズムを整える目的でも使用されます．

一方，注意障害や幻視・妄想の改善を目的に使用しますと，鎮静作用が先に出てしまい，目的を達成するまで増量できない場合があります．細かい症状のモニタリングが必要です．

> **Point**
> クロルプロマジン
> ・鎮静・催眠作用の強い抗精神病薬
> ・興奮が強い術後せん妄や，睡眠覚醒リズムの乱れが強いせん妄で内服が困難な場合に用いられる
> ・鎮静作用が強いため，入眠，傾眠の有害事象のために上限が限られる傾向がある (dose limiting factor)

3) レボメプロマジン（ヒルナミン®，レボトミン®）

フェノチアジン系の定型抗精神病薬で，最強の鎮静作用・催眠作用をもつ薬剤です．経口および筋注，保険適用外ですが皮下注で用いられます．

特徴はクロルプロマジンと似ていますが，鎮静作用がさらに強力です．臨床では，クロルプロマジンでコントロールが難しい非常に強い興奮に対して用いられます．

半減期も長く，持ち越し効果に注意をします（終末期などで，投与を繰り返す場合に皮下注で用いますが，刺激が強いので発赤などに注意をするとともに，早めに差し替えを行います）．

> **Point**
> レボメプロマジン
> ・最強の鎮静・催眠作用をもつ抗精神病薬
> ・クロルプロマジンでコントロールが困難な場合にもちいられる
> ・血圧降下作用，翌日の持ち越しに注意をする

2 非定型抗精神病薬

　非定型抗精神病薬は，経口投与可能なせん妄に対する第一線の治療薬として用いられる一群です．

　非定型抗精神病薬（新規抗精神病薬）の特徴は，定型抗精神病薬が持っていたドーパミンD2受容体阻害作用に加えて，セロトニン5-HT2A阻害作用を合わせもつ点です．これは臨床上，錐体外路症状が出現しにくい特徴につながります．

❶ 抗精神病薬の有害事象である錐体外路症状が発症しにくい

　統合失調症のデータになりますが，錐体外路症状の発現頻度はリスペリドン（リスパダール®）で5％，オランザピン（ジプレキサ®）で1％，クエチアピン（セロクエル®）ではほとんど生じないレベルです．ハロペリドール（セレネース®）では10％であったことを考えますと，その違いは大きいです．

❷ 薬剤ごとのプロフィールが大きく異なる

　複数の神経伝達系に影響するため，その作用の出方が薬剤ごとに大きく変わることも特徴です．たとえば，リスペリドン（リスパダール®）は，ドーパミンD2受容体とセロトニン5-HT2A受容体阻害作用に比較的特化したプロフィールをもちますので，ハロペリドール（セレネース®）に近い効果発現をします．幻覚や妄想に対する治療効果（幻覚や妄想が気にならなくなる，振り回されなくなる）は強い一方，鎮静作用は弱いため，不安・焦燥感の緩和は図りにくい点があります．

第3章　抗精神病薬に詳しくなろう

❸ 代謝系への影響がある

　一方，クエチアピン（セロクエル®）は，ドーパミン受容体やセロトニン受容体に加えて，複数の神経伝達系，特にセロトニン 5-HT2C 受容体やヒスタミン H1 受容体にも親和性をもつことから，食欲増進作用のほか，代謝系への影響があります．せん妄への治療目的で使用する場合には，長期連用は想定されないため，事実上大きな影響は考えにくいのですが，統合失調症で長期使用をする場合に，体重増加と脂質代謝障害，糖尿病の発症リスクがあり，定期的なフォローが必要になります．

> **注意** この代謝障害への影響は，非定型抗精神病薬に特有のように解説されがちですが，定型抗精神病薬もドーパミン受容体以外に親和性をもっています（当然ハロペリドールも）．そのことを考えますと抗精神病薬は定型・非定型を含めどの薬剤も多かれ少なかれ代謝系への影響をもつと想定されます．ただ，非定型抗精神病薬は新たに市販された分，有害事象調査が厳密であることと，定型抗精神病薬のように古くからある薬剤については，新たに調べられる機会が少ない，ということと思われます．

1）クエチアピン（セロクエル®）

　セロトニン，ドーパミン神経系への親和性のほかに，ヒスタミン H1 受容体，ノルアドレナリン α1 α2 受容体阻害作用をもつ非定型抗精神病薬です．多様な神経受容体に親和性を示す一方，ムスカリン性アセチルコリンへの親和性は低いという特徴があります（せん妄治療にはありがたい選択性です）．

　クエチアピンはいくつかの特徴があります．

❶ 比較的強い鎮静・催眠作用がある

　おそらくヒスタミン H1 受容体，ノルアドレナリン受容体阻害作用によると想定されています．そのため，睡眠覚醒リズムの障害の目立つせん妄（昼夜逆転）や不安・焦燥感の目立つせん妄（落ち着かずそわそわする姿が目立つ一方，幻視や妄想は目立たない）に対して用いられます．

❷ 半減期が短い

　内服後血中濃度のピークは 1.5 時間，半減期は 3～6 時間と非常に短

い特徴があります．せん妄では症状が増悪する夜間を中心に投薬を行います．薬物の必要量の個体差が大きいため，なかには翌朝持ち越してしまうケースがでてきます．その点，半減期が短い分，翌日へ持ち越すリスクが少ないです．

❸ **錐体外路症状が非常に少ない**

抗精神病薬のなかでは錐体外路症状の発現が最も低いです．そのため，パーキンソン病にせん妄を合併した場合や，血管性パーキンソン症候群の患者さんのせん妄や睡眠導入薬の代用として用いられます．

❹ **せん妄ハイリスクの場合の睡眠導入薬の代用**

臨床では，不眠があって睡眠導入薬を使用している方が，手術や身体治療のために入院する場合があります．せん妄を発症するリスクが高く，睡眠導入薬を中止したい，けれども中止すると不眠となり患者さんから不満が出たり，病棟も対応に困る…ということが起こりがちです．そのようなせん妄のリスクが高い場合に，上記❶～❸の特徴から睡眠導入目的に用いられることがあります．

> **Point**
>
> **クエチアピン**
> ・強めの鎮静，催眠作用と短い半減期が特徴
> ・高齢者など薬剤の代謝遅延が想定され，持ち越し効果を避けたいときに好まれる
> ・昼夜逆転で睡眠覚醒リズムを整えたい場合や，不安焦燥感が強いせん妄に対して比較的よく好まれる
> ・臨床では，せん妄ハイリスクの方の睡眠導入薬として用いられる

2）オランザピン（ジプレキサ®）

オランザピンも，セロトニン 5-HT2A/2C，ドーパミン D2 受容体阻害作用に加え，ヒスタミン H1 受容体，アドレナリン α1 受容体にも親和性があります．また，ムスカリン性アセチルコリン M1-5 受容体にも親和性があり，抗コリン作用も合わせもちます．

❶ **強い鎮静・催眠作用**

　ヒスタミンH1，アドレナリンα1受容体阻害作用をもち，強い鎮静作用をもちます．そのため，クエチアピン同様，ハロペリドールやリスペリドンでは対応が難しい精神運動興奮が強いせん妄に対して用いられます．特にオランザピンでは口腔内崩壊錠があり，内服や嚥下の難しい場合でも，服用ができる利点があります．また，注射剤（統合失調症に対する筋注）もあります（海外ではせん妄に対して用いたケースシリーズの報告があります）．

❷ **長めの半減期**

　内服後血中濃度のピークは約6時間，半減期は21〜54時間と長めです．

❸ **抗コリン作用がある**

　非定型抗精神病薬のなかでは抗コリン作用が比較的強くあります．一部のせん妄では，治療目的でオランザピンを用いると，逆にせん妄が増悪する場合があり注意します．

　オランザピンは，多様な神経伝達系に親和性をもつことが特徴で，強力な制吐剤，食欲増進作用を目的に使用されることもあります．一方，鎮静作用も強いため，知らぬうちに過鎮静を招いていることもありますので，過鎮静を招いていないかモニタリングが重要になります．

> **Point**
>
> **オランザピン**
> ・強い鎮静，催眠作用：興奮が強いせん妄や救命救急・精神科救急の場面などで好まれます．せん妄のリスクの高い患者さんの強い不眠に対して睡眠導入目的に用いられます
> ・長めの半減期：持ち越し効果や過鎮静に注意が必要
> ・制吐剤，食欲増進を目的に使用される

3）リスペリドン（リスパダール®）

　セロトニン5-HT2A受容体とドーパミンD2受容体阻害作用を中心に，

アドレナリンα1，α2受容体，ヒスタミンH1受容体にも親和性を持つ非定型抗精神病薬です．

❶ 主要な代謝物に活性がある

リスペリドンは経口でも吸収性がよく，肝臓で代謝を受け主要な活性代謝物（9-hydroxy-risperidone）になります．この活性代謝物はリスペリドンと同等の作用をもちます．そのため，効果はほかの薬剤に比べ長時間にわたります．たとえば，リスペリドンの経口投薬後の血中濃度のピークは1時間後ですが，代謝物9-hydroxy-risperidoneのピークは3時間後です．リスペリドンの半減期は高代謝型で3時間，低代謝型で20時間ですが，一方，9-hydroxy-risperidoneでは高代謝型で21時間，低代謝型で30時間となります．

❷ 鎮静効果は弱め

基本的にハロペリドールと類似したプロフィールをもちます．抗幻覚・妄想作用は強いのですが，ハロペリドール（セレネース®）と同様に鎮静効果は弱めです．小規模な比較試験があり効果は同等でした[4〜6]．

❸ 液剤がある

ほかの薬剤と異なり，液剤があります．錠剤での使用が難しい場合や，胃ろうからの投与などの場合に使用しやすい利点があります．

臨床ではクエチアピンと並んでファーストラインでよく用いられます．

注意をしたいのは，活性代謝物をもつため，作用が長時間にわたり続く点です．臨床でしばしばみかけるのは，リスペリドンは鎮静作用が弱いため，興奮が強い場合に過量投与気味に用いられがちです．一方，活性代謝物を含めた作用は長時間に及ぶため，一度オーバードーズで用いるとその後1〜2日過鎮静を引き起こします．「せん妄にリスパダール®といわれるけれども全然寝てくれないし，寝かせたら翌日ふらふらになる．全然いい薬ではない」とおっしゃる先生がおられますが，そのような現象が生じるのは上のような理由です．大事なことは，せん妄に対する治療効果（注意障害の改善）と鎮静・催眠（寝かせること）は区別して扱うことです．

> **Point**
> リスペリドン
> ・ハロペリドールと似た効果をもつ
> ・注意障害，幻覚・妄想に対する効果は強い半面，鎮静効果は弱め
> ・催眠目的での使用にはなじまない
> ・精神運動興奮が強い患者さんに用いる場合，使用法に慣れていないと，鎮静を期待して多めに使用してしまう．翌日過鎮静を生じ，誤嚥や転倒のリスクを高める．抑え気味に使ってじっと待つことが大事

4）アリピプラゾール（エビリファイ®）

ほかの非定型抗精神病薬と異なり，ドーパミンD2受容体とセロトニン5-HT1A部分作動作用をもつ薬物です．小規模ながらせん妄への治療効果の報告があります[7]．

❶ 鎮静効果がほとんどない

アドレナリン受容体やヒスタミン受容体に親和性がないことから，鎮静作用はありません．これは，

・臨床では，興奮を鎮める効果を期待したい過活動型せん妄に対しては使用しづらい，あるいは使用する場合には別の薬剤で鎮静効果を用意する必要がある
・逆に，少量でも過鎮静を招きやすい低活動型せん妄には向いている

という使い方につながります．

❷ アカシジアが生じやすい

これもおそらく，ヒスタミン受容体やムスカリン性アセチルコリン受容体に親和性がないことから，純粋にドーパミン受容体阻害効果が現れやすいためと考えられます．

> **Point**
> アリピプラゾール
> ・鎮静効果がほとんどない
> ・興奮はなく，注意障害が中心のせん妄に対して使用する

- 鎮静を避けたい（高齢者や誤嚥のリスクの高い患者さん），低活動型せん妄に対して用いやすい
- アカシジアが生じやすいことに注意
- 催眠効果は全く期待できない

5）ペロスピロン（ルーラン®）

　日本で開発された薬剤で，ドーパミンD2受容体阻害作用とセロトニン5-HT2受容体阻害作用をもちます．

　特徴は，**鎮静効果は弱め**であることです．

　プロフィールとしてはリスペリドン，ハロペリドールに似ていますが，鎮静効果はさらに弱めです．過鎮静を避けたい高齢者に用いられます．

第3章 抗精神病薬に詳しくなろう

4. 抗精神病薬の副作用

　抗精神病薬は多くありますが，発現する有害事象は共通しており，その頻度が異なります．ここでは有害事象をまとめて解説します．

　せん妄を対象とした報告ではありませんが，非定型抗精神病薬を高齢認知症患者に用いた比較試験のメタアナリシスにおいて，非定型抗精神病薬を投与されていた群の死亡リスクが1.6～1.7倍であったとの報告が出て[8]，FDAは注意を喚起しました．その後，定型抗精神病薬を含めた解析では，定型抗精神病薬でよりリスクが高いことが明らかになっています．近年では非定型抗精神病薬間でも薬剤間での差があることが明らかになってきました[9]．一方，死亡リスクを上昇させる病態ははっきりとは解明されていませんが，循環障害と感染のリスクが指摘されています．

　がん患者のせん妄に対して使用する場合にリスクに関しては，統計学的に有意なリスクの上昇は指摘されていないものの[10]，抗精神病薬の使用・選択にあたっては，全身状態を評価し，リスクをふまえた後に行うことが望まれます．

　有害事象として確認したいものには，

① 錐体外路症状（薬剤性パーキンソン症状）
② アカシジア
③ 比較的大量の投与（35mg/日以上）で，QTc延長，torsade de pointesなどの心室性不整脈の誘発
④ 悪性症候群

があります．一方，呼吸抑制や血圧低下作用など呼吸循環動態への影響は少ないため，急性期治療場面では通常安全な薬剤として考えられます．

1）錐体外路症状

　代表的な有害事象であり，特にハロペリドール使用中は常にモニタリングが必要です．ハロペリドールを数週間続けると約10％に出現するといわれます．経口投与のほうが，非経口投与よりもリスクが高くなります．症状は，手足・口を中心に小さい振戦が出るのと，固縮・無動が出現します．

　薬剤性のパーキンソン症状が出た場合，基本的な対応は抗精神病薬の中止・減量あるいはリスクの低い薬剤への変更により，数日で症状は改善します．しかし，急性ジストニア（典型的な例では，頸部の筋肉が緊張し，左右どちらかに頸部が回旋したまま動かなくなる）が出た場合，疼痛など苦痛が強いため，急性対応が求められます．やむを得ず抗コリン薬，抗ヒスタミン薬を用います．投与により劇的な症状改善を図ることができます．

2）アカシジア

　第6章-17参照．

3）QTc延長，torsade de pointes

　頻度は少ないのですが，ハロペリドールの静脈内投与により，QTcが延長することが稀にあります．ハロペリドールの静脈内投与をする場合には，事前に心電図検査を行い，QTc間隔≧450msecあるいは，以前よりも25％以上延長している場合には，心電図モニターを装着しながらの慎重な投与，投与量の減量などを検討します．海外の報告からはハロペリドール35mg/日までは心室性不整脈との関連は稀と報告されています．

4）悪性症候群

　悪性症候群（neuroleptic malignant syndrome：NMS）は，抗精神病薬を開始後に生じることが多い有害事象です．典型的な症状は，意識

障害とともに生じる発熱，筋硬直です．せん妄に対して抗精神病薬を用いる場合，もともとせん妄は意識障害であること，せん妄の原因として感染が多い（発熱をしている）ことから，抗精神病薬を投与しているのにせん妄が増悪する場合やパーキンソン症状が急に出現した場合，たまたま血液検査をしたところ白血球数やCPKが上昇していた，などで気付かれます．

　悪性症候群という名前の影響もあり，致死性の有害事象のような誤解をもたれがちですが，軽症の場合(CPKの上昇のみなど)には自然に回復することも多いです．重篤な場合は，高用量の抗精神病薬を投与した場合や身体的問題が重なった場合に多いと言われます．

　臨床では，せん妄に対して抗精神病薬を開始した後に高熱を出した場合に，悪性症候群ではないか，悪性症候群に移行するのではないかと心配される方がいますが，発熱をしたから悪性症候群であるという可能性は低いです．

　治療は，原因薬剤を中止とし，脱水の補正等身体管理を行うことが基本です．重篤な場合には，ダントロレンやブロモクリプチンの投与，ベンゾジアゼピン系薬剤の投与を併用します．

第3章 抗精神病薬に詳しくなろう

5. その他の薬剤

　せん妄に対する治療薬としては，抗精神病薬の使用が圧倒的に多いのですが，わが国では軽度のせん妄に対して，鎮静作用をもつ抗うつ薬が経験的に用いられることがあります．

1) ミアンセリン（テトラミド®），トラゾドン（レスリン®，デジレル®）

　四環系抗うつ薬のミアンセリン（α2アドレナリン受容体拮抗薬）とトラゾドン（セロトニン5-HT2受容体拮抗薬）は，鎮静作用が強いため，睡眠覚醒リズムの維持を目標に，高齢者のせん妄を中心に経験的に用いられることがあります．どちらも比較的症状の弱いせん妄に対して用いられており，一般化はしづらい面があります．

2) コリンエステラーゼ阻害薬（アリセプト®，レミニール®，イクセロンパッチ®）

　せん妄発症の最終経路がコリン系神経と考えられていることから，コリン系を不活化するコリンエステラーゼ阻害薬をせん妄治療に用いる検討がなされています．ICUにおいてプラセボを対照としたリバスチグミンの治療効果を検討した比較試験では，死亡率が上昇したために中止となりました．原因に関しては明らかになっていません[11]．

　臨床においては，低活動型せん妄や，オピオイドなど抗コリン作用のある薬剤で過眠・傾眠がちになる場合に，覚醒レベルを上げることを目的に経験的に用いられます．

3）デクスメデトミジン（プレセデックス®）

　デクスメデトミジンはα2受容体作動薬で，呼吸抑制を引き起こすことなく，鎮痛・鎮静・交感神経遮断作用をもつ薬剤です．呼吸管理が可能な条件下で使用されますが，ミダゾラムと比較して，せん妄を含め認知機能障害が全般に軽度であることがRCTで示され，せん妄のリスクの高い患者さんの術後鎮静・管理に用いられるようになりました．

4）低活動型せん妄に対して用いられる薬剤

　現在のところ，多臓器不全に由来する低活動型せん妄に対する治療方針が立っておりませんが，傾眠傾向に対して，一部の患者さんに精神刺激薬が有効である可能性があります．海外では，モダフィニルの有効性が無作為化試験でも示されていますが，わが国ではナルコレプシーへの使用に限定されており，処方はできません．代用薬としてペモリン（ベタナミン®）や，コリンエステラーゼ阻害薬が経験的に用いられます．

5）抗ヒスタミン薬

　抗ヒスタミン薬，特に旧世代の薬剤は鎮静作用が強いため，睡眠導入作用を期待して睡眠導入薬の代わりに用いられることがあります．しかし，抗ヒスタミン薬にはすべて抗コリン作用があり，せん妄と何らかの関連が想定されることから，やむを得ず鎮静を必要とする場合を除き，治療薬としては避ける傾向にあります．

　特に術後不眠で用いられるヒドロキシジン（アタラックス® P）の使用には注意が必要です．

第3章 引用文献・参考文献

1) Breitbart W & Alici Y：Agitation and delirium at the end of life："We couldn't manage him". JAMA, 300：2898-2910, 2008
2) Briskman I, et al：Treating delirium in a general hospital: a descriptive study of prescribing patterns and outcomes. Int Psychogeriatrics, 22：328-331, 2010
3) Stiefel F, et al：Acute confusional states in patients with advanced cancer, J Pain Symptom Manage, 7：94-98, 1992
4) Han CS & Kim YK：A double-blind trial of risperidone and haloperidol for the treatment of delirium. Psychosomatics, 45：297-301, 2004
5) Mittal D, et al：Risperidone in the treatment of delirium：results from a prospective open-label trial. J Clin Psychiatry, 65：662-667, 2004
6) Parellada E, et al：Risperidone in the treatment of patients with delirium. J Clin Psychiatry, 65：348-353, 2004
7) Alao AO & Moskowitz L.：Aripiprazole and delirium. Ann Clin Psychiatry, 18：267-269, 2006
8) Schneider LS, et al：Risk of death with atypical antipsychotic drug treatment for dementia: meta-analysis of randomized placebo-controlled trials. JAMA, 294：1934-1943, 2005
9) Huybrechts KF, et al：Differential risk of death in older residents in nursing homes prescribed specific antipsychotic drugs: population based cohort study. BMJ, 344：e977, 2012
10) Elie M, et al：A retrospective, exploratory, secondary analysis of the association between antipsychotic use and mortality in elderly patients with delirium. Int Psychogeriatr, 21：588-592, 2009
11) van Eijk MM, et al：Effect of rivastigmine as an adjunct to usual care with haloperidol on duration of delirium and mortality in critically ill patients：a multicentre, double-blind, placebo-controlled randomised trial. Lancet, 376：1829-1837, 2010
13) Pisani MA, et al：Days of delirium are associated with 1-year mortality in an older intensive care unit population. Am J Respir Crit Care Med, 180：1092-1097, 2009
14) Litaker D, et al：Preoperative risk factors for postoperative delirium. Gen Hosp Psychiatry, 23：84-89, 2001
15) Lawlor PG, et al：Occurrence, causes, and outcome of delirium in patients with advanced cancer：a prospective study. Arch Intern Med, 160：786-794, 2000
16) Inouye SK, et al：A multicomponent intervention to prevent delirium in hospitalized older patients. N Engl J Med, 340：669-676, 1999
17) Fann JR, et al：Impact of delirium on cognition, distress, and health-related quality of life after hematopoietic stem-cell transplantation. J Clin Oncol, 25：1223-1231, 2007
18) Witlox J, et al：Delirium in elderly patients and the risk of postdischarge mortality, institutionalization, and dementia：a meta-analysis. JAMA, 304：443-451, 2010

第4章 せん妄への基本的な対応を学ぼう 〜予防と治療

1. 基本的な戦略

　せん妄の対策は，非常に広い範囲にわたるため，その全体像がわかりにくいとの意見をしばしば聞きます．せん妄への対策として一体何をしたらいいのか，どこまで対策をとったら十分といえるのかつかみにくい，というのが素直な感想かと思います．

　ここでは，今まで説明をしてきたせん妄の解説を，臨床の流れに沿って整理してみようと思います．今まで検討してきたせん妄への取り組みが，臨床の展開に沿ってどのように実践するのか，何に注目をしたらよいのかをわかりやすく示すことを意識しました．

1 ゴール設定

　まず，せん妄対策のゴールからまとめていきたいと思います．
　現在，せん妄対策と呼ばれるものは，大きく2つに分けることができます．

　①そもそもせん妄が発症しないようにする（発症予防）
　②発症したせん妄が重症化しないようにする（重症化の予防）

　また，私たちがもっているせん妄対策の「武器」は大きく①薬物療法，②非薬物療法（環境調整やさまざまな働きかけ）に分けられます．ですので，これらを組み合わせると表1のようにまとめられます．

2 基本的な戦略

　現在までに，老年医学や集中治療領域を中心にせん妄に対するさまざまな取り組みが行われています．取り組みの内容には，薬物療法や非薬

表1 せん妄への対策

	薬物療法	非薬物療法
発症予防	予防的投与	予防的なせん妄ケア※ 環境調整 支持療法
重症化予防	薬物治療	せん妄ケア 環境調整 支持療法

※せん妄の原因となりやすい疾患・病態自体を予防する（脱水予防），せん妄自体の予防するケア

物療法，両者を組み合わせた複合的介入プログラムなどさまざまなものがあります．あまりに多くの種類があるため，1つの軸で整理をするのはやや無理があるのですが，無理を承知であえてまとめますと，次の通りです．

1) 薬物療法

抗精神病薬を用いた発症予防や重症化予防の取り組みが行われています．小規模な比較研究が多いですが，

① 発症を予防するのは難しい
② 発症を早期（subsyndromal）に発見し，早めに対応をすると，少量の投与で重症化を防ぐことができそうだ

という報告が多いです．

抗精神病薬以外にもコリンエステラーゼ阻害薬やメラトニンなどを発症予防に用いた研究がありますが，急性期病院での決め手はまだ見つかっていません．

ICUのセッティングでは，もともと鎮静薬の使用を差し控えて疼痛管理を強化する方向に向かっていますが，ベンゾジアゼピンの使用がせん妄を含む術後の認知機能障害と関連することから，ベンゾジアゼピン系薬剤の使用を可能な限り避けることが推奨されています．

また，抜管前などに少量の抗精神病薬（ハロペリドール 5 mg/日）投与やリスパダール 0.5 mg/回などの対応を行うことで，せん妄の重症化を防ぐことが行われています．

2) 多職種による複合的な介入（非薬物療法）

　高齢者の内科病棟を中心に，せん妄のリスク因子を除去し，環境調整を行うことで，せん妄の発症ならびに重症化を予防する効果があるとの比較研究が多いです．特に老年病棟などでは，高齢者のせん妄の原因となりやすい脱水・尿路感染を予防する，せん妄発症のリスクの高い薬剤の使用を避ける，注意を喚起することが総体として発症率を下げると考えられます．介入方法には，病棟の看護師が主体となったケアの調整や，専門家によるコンサルテーションサービスなどのバリエーションはありますが，効果の差は少なく，実施方法はどの方法でも大差はないと考えられます．最終的には現場のスタッフの認識が重要と言えるかもしれません．

　一方，ICUなど急性期対応では，非薬物療法だけの介入では残念ながら発症・重症化の予防は難しい面があります．せん妄発症のリスクをコ

表2　主な介入方法とその効果

	薬物療法	非薬物療法
発症予防	予防的投与 抗精神病薬やコリンエステラーゼ阻害薬，メラトニンなどが試みられているがまだ効果が定まったものはない	せん妄ケア ・内科領域（急性，療養）では複合的な介入プログラムで予防効果が示されている ・集中治療領域（含む外科術後管理）に関しては，ベンゾジアゼピン系薬剤の使用は術後認知機能障害との関連が示唆されており使用を避ける推奨 ・現段階で確実な予防効果をもつ介入方法はない
重症化予防	内科領域・外科領域 ・抗精神病薬の投与（小規模の比較試験，近年大規模試験が進行中） ・定型抗精神病薬と非定型抗精神病薬では効果は同等（パーキンソン症状の発症リスクを勘案して，非定型抗精神病薬が好まれる）	せん妄ケア ・内科領域（急性，療養）では複合的な介入プログラムで重症化予防効果が示されている ・終末期ケアについては，重症化を予防する効果は現在の所否定的 ・集中治療領域（含む外科術後管理）に関しては，少数の比較試験で，早期に発見し，少量の抗精神病薬の投与を開始するプロトコールで重症化を予防したとの報告がある

ントロールできないため,早期発見のスクリーニングを徹底し,薬物療法を組み合わせた介入で,重症化を防ぐことができたとの報告があり,早期発見・早期対応が現実的な対応と考えられます(表2).

3 現実的な戦略は何か

現在までに行われている取り組みの特徴をまとめると表3のようになります.

このような結果をふまえ,海外では実践を意識したいくつかのガイドラインが出されています[1,2].

ガイドラインで推奨している対応を比較しますと,大きな差はありません.ガイドラインの方向性は,

① 入院・入所をした早い段階でリスク因子を同定する
② リスク因子を認めた場合,
　1. 可能な限りリスク因子の軽減を図る
　2. リスク因子を認めた場合,せん妄を起こすものとして,早期発見を目指した定期的なアセスメントを繰り返し実施する

表3 せん妄予防の取り組み

予防	現実的な戦略
発症予防	・術後せん妄など,直接因子をコントロールできない環境下では,せん妄の発症を確実に予防することは難しい ・一方,高齢者病棟など,脱水・薬剤などの直接因子をコントロールできる場合は,その原因を予防することで発症を減らすことができる ・現実的な戦略としては,せん妄に強く関連するリスク因子(直接因子)を見つけて除去することで,可能な限りリスクを軽減する
重症化予防	・薬物療法(抗精神病薬)を用いた早期治療は重症化を予防できる可能性がある ・一方,術後管理や集中管理など全身状態が大きく動く(直接因子の関与が大きい)条件では,環境調整だけでの対応で変化を期待するのは難しい.発症早期に発見し,早期に対応することが,せん妄の重症化を抑え,かつ抗精神病薬の投薬量を少なくすることもでき,一番メリットが大きい ・内科病棟や高齢者病棟,療養病棟など,全身状態が大きく動くことが少ない条件では,環境調整を含めたリスク因子の管理・リスク軽減は重症化予防に効果がありそう

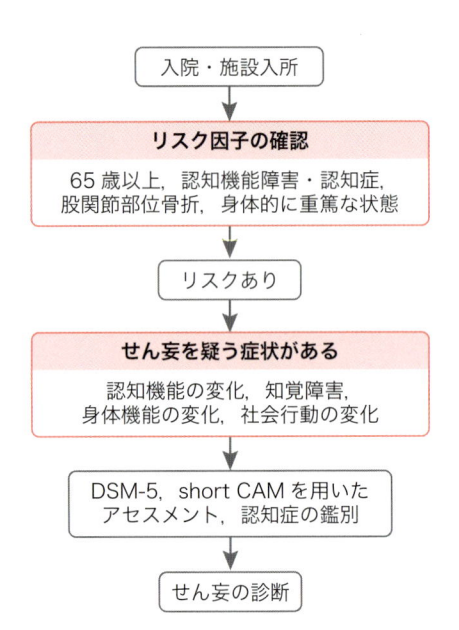

```
入院・施設入所
      ↓
┌─────────────────────┐
│   リスク因子の確認    │
│ 65歳以上，認知機能障害・認知症， │
│ 股関節部位骨折，身体的に重篤な状態 │
└─────────────────────┘
      ↓
   リスクあり
      ↓
┌─────────────────────┐
│   せん妄を疑う症状がある  │
│ 認知機能の変化，知覚障害， │
│ 身体機能の変化，社会行動の変化 │
└─────────────────────┘
      ↓
┌─────────────────────┐
│ DSM-5，short CAMを用いた │
│ アセスメント，認知症の鑑別 │
└─────────────────────┘
      ↓
   せん妄の診断
```

図1 NICEのガイドライン[3]

になります（図1）．わが国では，海外と比較して1ベッドあたりの医療従事者の数が少ないこと，急性期病院であっても在院日数が比較的長いなどの違いがあります．マンパワーに限界があり，すべての対応をするには制約はあるものの，向かうべき方向は同じです．わが国の医療事情を勘案しつつ，私たちが実践できる現実的なラインを一緒に探っていきたいと思います．

第4章 せん妄への基本的な対応を学ぼう 〜予防と治療

2. 予防的な取り組み

せん妄に対する予防戦略は,

① せん妄のリスク因子の同定
② リスクが同定された場合,除去できる因子であれば可能な限り除去する

ということになります.

それでは,治療の流れに沿ってみていきましょう.入院からの流れに沿って,どのような対策をすべきか考えていくのが,わかりやすいかと思いますので,それにならって進めていきます(図1).

1 せん妄のリスク因子の同定と対応

どのような入院・入所・在宅療養開始の時点においても,まず最初に取り組まなければならないのは,せん妄のリスク因子の同定です.海外のガイドラインでは,入院から24時間以内にすることを推奨しているものもあります.基本的に,環境が変わったら,必ず実施するものとしてとらえていただくとよいと思います.

2 リスク因子のアセスメントはどのように進めていくか

せん妄は老年症候群の1つです.せん妄のリスクを評価することは,すなわち高齢者の脆弱性の評価でもあり,多面的な評価が必要になります.せん妄の発症を確実に予測することを目指して,多岐にわたるリスク因子に重みづけをして,発症予測の精度を高める試みがいくつか行わ

```
入院・入所・在宅療養開始
          ↓
```

可能な限り早くせん妄のリスクを評価する

①リスク因子の同定：せん妄の発症リスクを同定する

- 過去のせん妄の既往の有無
- 高齢：70歳以上（ガイドラインでは65歳以上もあり）

器質因子の評価

- 認知機能障害：認知症の有無
- 脳器質因子：脳梗塞，脳出血，パーキンソン病など神経変性疾患，本態性高血圧，糖尿病など能循環系リスク因子
- アルコール，飲酒歴

誘発因子の評価

- 身体機能：大腿骨頸部骨折などのADLを低下させる要因
- 点滴，バルーンの留置，24時間の持続点滴

直接因子の評価

- リスク因子の除去を考えるうえで重要！せん妄は老年症候群の1つであり，全身評価を意識
- 脱水の有無：脱水の有無，リスク評価
- 疼痛アセスメント：ADLに影響するような疼痛の有無
- 薬物：せん妄の要因となる薬剤の使用：ベンゾジアゼピン系を中心とする抗不安薬・睡眠導入薬，オピオイド，ステロイド，抗ヒスタミン薬，抗コリン作用のある薬剤
- 感染リスク：ルート，尿路（脱水と関連），呼吸器（誤嚥），褥瘡

          ↓

②リスク因子の除去

直接因子

- 脱水：水分，電解質の補正・管理
- 薬剤：多剤投与の整理（不要な薬剤の整理）
    ベンゾジアゼピン系睡眠導入薬・抗不安薬の使用は控えるのが望ましい．不眠症があり，不眠への対応が必要な場合，鎮静作用を合わせもつ抗精神病薬で対応する（具体的にはクエチアピンなど）

誘発因子

- 疼痛：疼痛管理の徹底
- 離床を促す．夕方-夜間の点滴は可能なら避ける

ハイリスクの場合

- 睡眠覚醒リズムを崩さない工夫
- 本人・家族への事前の説明と協力依頼

          ↓

③せん妄症状の定期的なモニタリング

- リスク因子がある場合には，せん妄が起きることを前提として，できる限り早期に発見することを目標に，定期的なモニタリングを続ける
- できれば1日1回は，「せん妄がないかどうか」疑う視点で観察する
- キモは「起こらないだろう」ではなく，「起きることを前提として，何か変化があれば，常にせん妄を疑う」こと
- 本人に自前に説明し，自覚症状として聴取することは発見の一助になる

図1 予防的な取り組みのフレーム

れています．しかし，せん妄が問題となるセッティングが急性期から慢性期までと幅が広いため，どの時点にでも当てはめることのできる指標はいまだありません（たとえば，年齢はせん妄のリスク因子として報告される代表的な因子ですが，救急や術後のリスク因子としては検出されなかったものもあり一定していません．これは，救急や術後など身体的侵襲が大きく，直接因子の影響があまりに大きいため，背景因子の寄与が小さく評価されたためと考えられます）．

　現在のところ，実臨床ではいくつかの疫学研究と臨床経験を合わせて，おおよそ下の因子を目安にせん妄のリスクを判断しています[4]．

　リスク因子の評価は基本的に器質因子から誘発因子・直接因子と進めていきます．それぞれを評価する意味は，

> 器質因子：せん妄の発症しやすさの評価
> 誘発因子：予防に取り組むうえでの介入ポイントを見つける
> 直接因子：せん妄を引き起こす要因の同定

となります．特に，**直接因子は，せん妄の発症に直接結びつくため，介入効果が大きい**ところです．見落とさないことが重要です．

3　直接因子の評価と対応

　特に注意をしたいのは，脱水と薬剤です．なぜならば，この2つは確実に介入でき，かつ介入効果が高い項目だからです．

1）脱水

　高齢者は腎機能が低下しがちなことと，脱水を自覚しづらい（口渇などを自覚しにくい）面があります．また，近年では夏冬問わずに空調が効き，乾燥した環境で過ごしていることもあり，入院して食事を摂取していても脱水になる場合があります．脱水の有無を評価するとともに，リスクがある場合には水分摂取を積極的に促します．

2) 薬剤

　不必要な薬剤の整理をまず試みます．

　臨床上，一番問題となるのはベンゾジアゼピン系睡眠導入薬・抗不安薬，非ベンゾジアゼピン系睡眠導入薬の使用です．ベンゾジアゼピン系薬剤は覚醒レベルを下げ，認知機能を低下させる影響があるため，全身状態が変化するときには控えるのが望ましいです．しかしながら，入院前より不眠症の場合があり，睡眠導入薬を止めづらい場合があります．現実に，睡眠リズムが崩れ，昼夜逆転をきたし，かえってせん妄の発症リスクが高まる場合もあります．不眠への対応は療養生活の質（QOL：quality of life）にも直結する問題のため，薬剤を中止して放置することは許されません．不眠への薬剤を用いた対応が必要な場合，ベンゾジアゼピン系薬剤の代わりに催眠作用を合わせもつ抗精神病薬で代用することが行われます．具体的には，適度な鎮静・入眠作用をもち，かつ半減期が短く持ち越しのリスクが少ないクエチアピン（セロクエル®）が用いられることが多いです．

4　器質因子の評価と対応

　せん妄のリスクとなり得る因子を評価し，せん妄をどれくらい発症しやすいかを見積もります．一般的に複数の因子をもつほど発症しやすいとみなします．

1) リスク因子

　せん妄のリスク因子（器質因子・誘発因子）として特に評価をしたい項目は，下のようになります．

- ・過去にせん妄の既往がある（最大のリスク因子）
- ・高齢（70歳以上）
- ・認知症を合併している
- ・高血圧を合併
- ・飲酒量が多い（1日あたり3合以上を毎日飲酒）
- ・入院時点での全身状態が重度である

少し細かくみていきます．

❶ 過去にせん妄の既往がある

繰り返しになりますが，せん妄は老年症候群の1つです．過去にせん妄を発症したことがあるということは，脆弱性をもつことの印であり，それ自体がハイリスクです．

過去に入院歴を確認するとともに，その時に"せん妄"といわれたか，せん妄のエピソードがあったかどうかを尋ねます．残念ながら，まだせん妄への認識も普及していませんので，具体的なエピソードで確認します．また，本人の自覚症状「入院していた時に日付があいまいになったり，記憶が断片的になってびっくりしたことはありませんか」などを確認することも有効です．

❷ 高齢（70歳以上）

内科疾患，療養病棟入院の場合は，加齢自体がリスク因子になります．

❸ 認知症の合併

認知症を合併することは，せん妄の強力なリスクとなります．また，急性期病院に入院する患者では，今まで認知症を気付かれていなかった場合が非常に多いという事実もあります．入院時に入院前の生活の状況，客観的な問題の評価，記憶機能の評価をすることが，せん妄の予防，退院支援を行ううえで必要になります．認知症の評価をするには，簡便な認知機能検査（MMSEやHDS-R）を行うのが理想です．しかし，現実的にはマンパワーや時間の問題で，簡便な認知機能検査でも実施困難な場合もあります．その場合は，最低限，見当識と注意力，短期記憶の評価だけでも行うと参考になります．

具体的には，次のことを行います．

> **見当識の評価**：時間の見当識，場所の見当識を評価する
> **注意力の評価**：シリアル7（100から7を連続減算していく，5つ連続して正解すれば満点）
> **短期記憶の評価**：3語の再生（桜，鳥，電車など関係のない3語を言い，繰り返してもらう．別の課題をした後で，覚えていただいた3語をもう一度思い出しながら話していただく）

2）認知機能検査をスムーズにするためには

　認知機能検査は，認知症やせん妄に対応するうえで必須の検査です．しかし，検査の内容がいかにも「試している」という内容で，患者さんが不快に感じたり，医療者が実施を躊躇してしまうことがあります．

　このようなことを避けるために，実施するにあたって，その意味を丁寧に説明し理解を得るとともに，細かい配慮をしつつ検査を進めることが重要です．

● 具体的な説明例

◉ MMSE，HDS-R実施前

これからいくつか簡単な認知機能の検査をお願いできればと思います．認知機能の検査とは，脳の機能が今まで通りに働いているかどうか，集中力が落ちたりしていないかを確認する検査です．頭の良し悪しをみるものではありません．

どうして治療前に検査をするかといいますと，今後入院に伴ってせん妄といわれる症状が出る場合があるからです．あらかじめ，問題のないときのあなたの状態を確認し，もしもせん妄が起きた場合にどのような点で問題が生じたのかを検討するための参考としたいためです．いくつかご負担がかかるのは申し訳ありませんが，より良い治療をするためにご協力をいただけませんでしょうか．

検査のなかには，いくつかクイズのような質問や，あまりに当たり前でばかばかしいと思われたり，不快に思われる場合もあるかもしれませんが，馬鹿にする意図で尋ねているのではありません．

検査自体は10〜15分程度で終わります．途中疲れたり，休みたいと思われましたら遠慮なくおっしゃってください．

　海外では，MMSEは実習に出る前に暗記でできなければならないくらい，医師ならばできなければならない必須の検査です．日本ではまだそこまで強調されませんが，今後高齢化が進むにしたがい，必要とされる場面が増えるのは間違いないと思います．

3）見当識の尋ね方

　教科書や認知機能検査では，見当識を確認するとなると，「ここはどこですか？」「今日は何月何日ですか？」と，ストレートに（かつあまりにえげつなく）質問することになっています．緊急の場面や，明らかに傾眠がちであって，ストレートに聞かないと返事がもらえそうもない場面であればそのままでもよいと思いますが，少なくとも挨拶をしたり，それなりに疎通がとれる日常の場面ではいかにも試している感じがあり，患者に不快感を与えかねません．さらに，このような質問を受けたことやそのときの医療者の態度で，患者が非常に傷つくこともありますので，注意が必要です．

　そのような場合に，工夫できることとして，①直接見当識を試すのではなく，見当識障害が生じることで，患者さんが具体的に感じたり体験する困りごとに焦点をあてて尋ねる，②記憶障害についても，直前の話題を取りあげる，③注意力についても，患者の反応を丁寧に観察する，があります．

　具体例をあげますので参考にしてください．

❶ 見当識障害にともなう患者の体験を尋ねる

○ 例1

入院をすると3人に1人くらい，極々一般的にせん妄と呼ばれる症状が出る方がいます．その症状が出ると，病院で過ごしていると「今が朝か夜かわからなくなったり，今が何時かわからなくなって非常にびっくりしたり，怖く感じる」あるいは「今いるところがどこなのかわからなくて非常に心細くなったり，恐ろしく感じたりして，困ったと感じたり，悩んだりする」方がおられます．今回，そのようなことでお困りになったことはございませんか？

❷ 記憶障害の確認（直前の話題を取り上げる）

○ 例1：昼食後

もう昼過ぎになりましたが，今日はどのようなお昼を召しあがったのですか？

○ 例2：夕方

先ほど，お見舞いの方が来られていたようですが，どなたがいらっしゃった

のですか？　どのようなことをお話しされたのですか？

- **例3：体験の確認**
  せん妄と呼ばれる症状が出ますと，直前にしたことを思い出そうと思っても，思い出せなくて驚かれたり，自信をなくされる方がおられますが，そのようなご心配はございませんか？

❸ **注意力の確認**

注意力が低下すると，患者が話している最中に次のような変化を観察することができます．

①話題がだんだんずれていき，とりとめがなくなる．話題の展開は，いわゆる話題が膨らむのとは異なり，ちょっとした言葉に引きずられたり音にひっぱられたりし，次々と話題が変わっていき主題がわからなくなるが，患者自身気づいていない．

②患者が話していると途中で会話が切れたり，急に話すスピードがゆっくりになったりする．

③会話の最中でも，患者がきょろきょろ，おどおどと周りを見回したり，ちょっとした物音に反応して視線がそちらに引きずられる．

4）脳梗塞，神経変性疾患の既往

脳梗塞，脳出血，くも膜下出血の既往，パーキンソン病などの神経変性疾患はそれ自体が脳の脆弱性に関連し，せん妄のリスクとなります．

5）脳循環障害のリスク因子の確認

高血圧，糖尿病の既往は，動脈硬化を通して脳循環障害のリスク因子となり，ひいてはせん妄のリスクとなります．特にせん妄発症の機序として，脳の低灌流が想定される術後せん妄では，強調されます．

6）アルコール多飲

連続飲酒は，アルコール離脱せん妄（通常のせん妄とは異なる病態です）のリスクとなることは知られています．それ以外にも多飲歴は認知機能障害を引き起こし，せん妄のリスク因子となります．

5 誘発因子の評価

誘発因子は直接せん妄を生じることはありませんが，せん妄発症の引き金となったり，増悪・遷延させる要因です．**特に睡眠覚醒リズムに悪影響をおよぼす要因に注意を払い**，睡眠リズムが維持できるように，外部環境，内部環境の調整の必要性を評価します．

1）感覚障害の評価

高齢者の代表的な感覚障害である視覚障害（白内障）や聴覚障害（難聴）の有無，眼鏡や補聴器の使用の有無を確認します（日中，外部からの刺激を受け，覚醒・活動できる環境を整えます）．

2）疼痛の評価

疼痛が放置されると睡眠覚醒リズムの障害や興奮，ADLの低下を招き，せん妄のリスクとなります．不用意に覚醒レベルを下げるのではなく，疼痛管理を徹底し，覚醒し安寧に過ごせることを目指し，身体活動を妨げないことが全身管理の一環として重要です．疼痛から不眠を生じていることを自覚していない場合もありますので，疼痛の程度，不眠の程度（覚醒があるならばその時の状況）を聴取・評価します．

6 リスク因子への対応のまとめ

リスク因子の評価と対応は同時に行うことから，評価の項目に合わせて記載しましたので，ここでは考え方のアウトラインをまとめたいと思います．

せん妄の予防的な取り組みで重要な点は，せん妄のリスク因子を同定し，補正できる因子を可能な限り取り除くことです（表1）．

特に重要な点は，**直接因子となりうるものを確実に同定することです**．具体的には，確実に対応できる項目である以下を重視します．

表1 せん妄の予防的な取り組み

項目	内容	予防的対応で特に勧められるもの	重症化を防ぐために特に勧められるもの
全般	≪アセスメント≫ ・入院後早期（24時間以内）にせん妄のリスクを評価する ・ケアは個々人のリスクに応じて組み合わせる ・**ケアは多職種で行う** ≪せん妄のリスクが高いと判断した場合≫ ・担当するスタッフはできるだけ代えずに固定する ・頻回の部屋替え・移動は避ける	◎	
認知機能への予防的介入，見当識の強化	・適度な照明とわかりやすい表示をする（時計やカレンダー） ・見当識をつけるための声かけ，働きかけをする ・認知を促進する働きかけをする ・家族の付添・見舞いを促す		○
脱水の予防	水分摂取を勧める	◎	◎
栄養アセスメントの実施	・食事摂取量の確認 ・栄養状態の評価を定期的に実施	○	
感染予防	・感染防止策の徹底 ・不要なルートは外す ・感染徴候を早期に発見し治療を行う	◎	○
疼痛	・疼痛アセスメントを必ず行う ・疼痛が疑われる場合には適切にマネジメントをする	○	◎
睡眠リズムを維持する	・夜間の不快な音を減らす ・睡眠中の処置は避ける ・**睡眠を妨げるような投薬を避ける（就寝中の内服，夜間の排尿をうながすような連続した輸液など）**	○	◎
多剤併用療法を極力避ける	・投薬内容を把握する ・相互作用を確認する ・せん妄のリスクとなる薬剤については，増悪要因になっていないかどうかアセスメントをする	◎	◎
行動への予防的介入	・術後の早期離床を促す ・入院中の歩行を促す ・歩行困難な患者を含め，ROM（range of motion）運動を勧める	○	◎
排便・排尿の問題がないか確認する	・便秘の予防 ・尿閉や失禁の予防・対応		

1）直接因子への対応

- 脱水：水分，電解質の補正・管理
- 薬物：多剤投与の整理（不必要な薬剤の整理）
- 感染リスクの軽減：水分摂取の推奨，誤嚥の予防，褥瘡の予防（離床と栄養管理）

2）誘発因子への対応

合わせて誘発因子に関連して対応可能なところを埋めていきます．特に意識をするのは，昼夜のリズムをつけ，睡眠リズムを崩さないようにすることです．

❶ 可能な限り離床を促す

- 術後であれば疼痛管理を徹底し早期からの離床を促す
- 内科・外科を問わず，とかく臥床しがちな入院中は歩行を促す
- ベッド上に制約されている場合でもROM（range of motion）運動など可能な運動を勧める

❷ 認知症を合併している場合

見当識が障害されやすいことを見越した対応を行います．

- 適度の照明とわかりやすい表示や説明（カレンダーや時計を置き，見当識をつけやすくする）
- 見当識をつけるための働きかけを看護スタッフとともに行う（入院中に時間の見当識が障害されやすいことから，少し前の出来事を思い出させるような認知的な働きかけが推奨されます）
- 家族の付き添いや見舞いを勧める

> *memo* 　認知症がある場合には，疼痛管理は自己評価だけでは不十分な場合が多いです．急性期病院では疼痛評価をNRSやVASで行いますが，本人が応じず，疼痛評価困難とされている場合の多くはせん妄が関係します．大事なことはせん妄になると自覚症状を適切に訴えることが難しくなることです．"疼痛評価困難"で止めるのではなく，行動の変化や表情，発汗や血圧の変化，表情，自律神経症状など言語以外の疼痛のサインを積極的に拾い上げます

❸ 疼痛

疼痛管理の徹底，とくにADLの障害となり得る疼痛は可能な限り対応する

3) ハイリスクの場合の対応

リスク因子を複数もち，せん妄のリスクが高い場合には，個々のリスク因子への対応に加えて，睡眠覚醒リズムを崩さないような工夫や，早期発見に向けて家族の協力を促します．

❶ 睡眠覚醒リズムを崩さないための工夫

ハイリスクの場合，睡眠覚醒リズムが崩れるだけでせん妄を発症する場合もしばしばあります．睡眠覚醒リズムを崩さないために，次のことに気をつけます．

- 疼痛管理を行う（患者は疼痛から不眠になっていても，意識をしない場合があります）
- 夜間や寝る前の処置を避ける
- 睡眠を妨げるような投薬や点滴を避ける

> **memo** 夜間の排尿を促すことになる24時間点滴も避けられれば避けます（特に前立腺肥大を合併した方）．夜間の投薬を避けること，過覚醒を促すステロイドなどは午前中にまとめ，夕方や24時間投薬を避けます．当たり前のことではありますが，利尿薬の投薬も緊急性がなければ夕方・夜間は避けます

❷ 本人・家族への事前の説明と協力の依頼

本人・家族へ事前に説明する理由は2つあり，①医療安全の観点：せん妄のリスクがあることや起きた場合の対応を事前に説明し，本人・家族の不安を取り除くこと，②せん妄を早期発見するための点：医療者が早期発見に努めることは当然ですが，早期にとらえる上では本人の自覚症状に勝るものはないこと，入院前からの変化に一番敏感なのは家族です（入院前の生活を肌で知っているから当然ではあります）．

せん妄のリスクが高い場合には，家族にも頻回に訪室していただき，家族が違和感を感じた場合にはすぐに医療スタッフに伝えてほしいと協力を仰ぐことは，早期発見にも役立ちますし，せん妄の体験を医療者と

本人・家族が話し合うきっかけをつかむうえでも重要です．

本人・家族への説明の例をあげます（図2）．

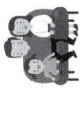

せん妄とは
（患者様・ご家族用）

❖ せん妄とは

せん妄のときは、こんな変化や特徴がみられます

- 意識がぼんやりしている
- もうろうとして話のつじつまが合わない
- 朝と夜とをまちがえる、病院と家をまちがえる、家族のことがわからない
- 治療しているチューブをぬいてしまう、点滴などのチューブ類をぬいてしまう
- おこりっぽくなり、興奮する
- 見えないものを見えたと言ったり（幻視）、ありえないことを言う（妄想）
- 夜、ねむらない
- 症状は急に生じることが多く、夜になると症状が激しくなる

せん妄は、からだに何らかの負担がかかったときに生ずる脳の機能の乱れであり、おもに次のような変化や特徴がみられます。

せん妄は、一般の総合病院に入院している患者さんの20～30％にみられる症状であり、病状が進んだ時や看取り(みとり)の時期ではその割合はさらに高くなるといわれています。当院では手術のすぐあとや癌が脳へ転移したときなどにも認められています。

せん妄になりやすい方
- 高齢の方
- お酒の量が多い方
- 認知症があり普段から物忘れのある方
- 認知能力が低下している方や睡眠の悪い方
- 以前にせん妄になったことがある方

せん妄は、体の症状のひとつであり、「気持ちの持ちようやこころの問題」ではありません。ぼけてしまったり、精神病になったわけでもありません。適切な治療を行えば、半数以上の患者さんが症状が改善するといわれています。

❖ せん妄がもたらすもの

- 危険な行動の原因となる（知らないあいだに点滴やチューブを抜いてしまう、ベッドから落ちてしまうなど）。
- 患者さん自身がつらさを感じる（通う気が混濁して眠れない、不安になるなど）。
- がんの治療がスムーズにすすまない、場合によっては中止の可能性もある（意識がもうった状態で意志がはっきりしない、治療のために安静をたもてないなどのため）。

❖ せん妄の治療

せん妄は、からだへの負担を原因とする脳の機能の乱れであるため、その負担となったからだの問題をとりのぞくことが治療の基本となります。

- 脳の機能の乱れを改善するくすり
- 患者さんが安心のできるような環境の調整

をあわせて用いています。

おくすりについて

数多くのデータから、うつ病や認知症、統合失調症の患者さんに対して認知機能を回復するようにはたらくくすりが脳の機能の乱れの改善には有効とされており、当院ではくすりははじめに使います。

- 効きすぎて注意人差がありますので、くすりは少量から用います。
- 日中にも眠たくなっている、ものみくくなったりすることがあります。そのような場合は、すぐにくすりの量を減らす、他の薬に変更するなどの対応をしています。

❖ ご家族のみなさまへ

患者さんの意識が混乱している時には、ご家族がそばにいるだけで患者さんは安心されます。

つじつまの合わないお話があっても、無理にただすお言葉はありません。いつもどおりのおうちについた言葉をかけをお願いいたします。

症状が強くなる夜間は、ご面会につきましてもお願いすることもあります。

患者さんのためにぜひご協力をお願いいたします。

わからないこと、お困りのことがありましたら、遠慮なく
病棟看護師やま治医、精神腫瘍科医師にご相談ください。

国立がん研究センター 精神腫瘍科
東病院 H22.5-⑦

図2 患者さん・家族への説明例

Column

抗精神病薬の予防的な投与は行うべきか

　少量のハロペリドールを予防的に投与したり，少量の非定型抗精神病薬を予防的に使用した研究がいくつか報告されていますが，現在のところ，どの場面でもせん妄の発症を予防するために推奨できる方法は現在の段階ではありません．しかし，たとえば，肝がんのTAEやラジオ波焼却術など繰り返し処置が行われる領域では，前回の入院時にせん妄を発症した既往がある場合には，予防的な投薬を含めた対応を患者・家族に説明をした後に行われます．

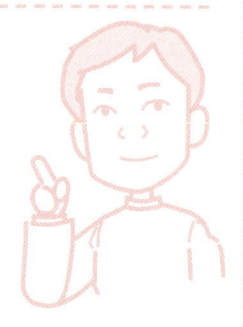

第4章 せん妄への基本的な対応を学ぼう 〜予防と治療

3. 定期的なモニタリングの実施

1 モニタリングの計画

　リスク因子がある場合には，せん妄を発症することを前提として，できる限り早期に発見することを目標に，定期的なモニタリングを計画します（図1）．

　急性期であれば，可能であれば1日1回は「せん妄がないかどうか」疑う視点で観察することが重要です．慢性期の管理や療養病棟であっても週に1〜2回は定期的にモニタリングを続けます．

　重要なことはモニタリングをする意義を押さえることです．繰り返しになりますが，せん妄は症状が多様なために見逃されることが多い疾患です．モニタリングをする意味は，「起こらないだろう」ではなく**「何か変化があれば，常にせん妄を疑う」という姿勢にあります**．

2 モニタリングの方法

　モニタリングの方法は，評価の定まったアセスメントツールを使用するのが標準的です．一般病棟であればCAM，集中治療領域であればCAM-ICU，ICDSCなどが推奨されています．日本語版も作られているものがありますが，標準化はされていない弱点があります．

　忙しい臨床現場で最低限評価をしたいのは，せん妄の中核症状である次の2点です．

- 睡眠覚醒リズムの評価：夜間不眠，昼夜逆転の有無
- 注意力障害の評価：つじつまの合わない会話がないか，まとまりのない行動がないかを観察します．変化を伴う時には，注意力障害の評価（シリアル7など）や見当識の確認を行います．

```
                    ┌──────────────────────┐
                    │ せん妄を疑う症状がある │
                    └──────────┬───────────┘
                               ▼
```

意思決定能力の評価
事故の予防
直接因子の同定
・せん妄は老年症候群であり，複数の身体的要因で生じることが多い．せん妄を生じた要因を探索し同定する． ・身体原因の治療方針の決定
誘発因子の管理
・症状マネジメント：特に疼痛管理 ・対応可能な誘発因子への対応
薬物療法の必要性判断・組み立て
患者・家族教育

せん妄症状の継続的なモニタリング
・薬効評価 ・有害事象の評価 ・治療方針の決定・修正 ・増悪の予防

せん妄症状の軽減
・薬効評価 ・治療方針の決定 ・薬物減量 ・環境調整の継続 ・増悪の予防

・退院調整 ・症状マネジメント：疼痛管理，栄養管理 ・認知機能障害の評価 ・自宅・施設で予想される増悪因子の同定 ・自宅・施設で対応可能な治療内容の確認 ・治療方針決定 ・連携調整 ・予防的対応

図1 早期治療のフレーム

第4章 せん妄への基本的な対応を学ぼう ～予防と治療

4. せん妄を発症したら

　定期的なモニタリングをする目的は，せん妄を可能な限り早期で発見し，早期に対応を開始することにあります．注意力障害を疑う症状があればせん妄を疑い，対応を開始します．

　確認になりますが，せん妄への対応で注意をしたいことは次の2点です．

① せん妄は老年症候群の一種です．せん妄を発症する背景には，脆弱性があることが疑われます．一般に複数の身体的要因がありますので，その要因を同定し，対応可能なものをつぶしていくことが治療の原則です．
② せん妄への対応＝ルート抜去・問題行動への対応＝鎮静（寝かせる）との誤解があります．あくまで，せん妄は全身疾患であり，身体管理が原則です．

1 意思決定能力を評価する

　ここでいう意思決定能力とは，患者が主治医や医療チームの説明を理解することができ，自分で治療に関連する問題の方向性を判断できるかどうかを確認することです．患者本人が判断が難しい場合には，代理を決める必要があります．

　意思決定能力の有無を判断するには一定の基準はあるものの，確立した法的判断基準があるわけではありません．患者の利益を第一に考えて，患者の意向をふまえて個別に対応します．意思決定能力の判断とその過程は診療録に記録を残します．

● **意思決定能力の判断のポイント**

下の3点を確認し，そのうえで患者自身で決定を表明することができれば，意思決定能力は「ある」と判断します．せん妄の場合，重度になると注意力が続かなく，理解をすることが難しくなることが多いです．

① 理解：患者が医学的な診断や治療の内容，治療の選択肢について説明された内容を理解できるかどうか
② 認識：疾患や治療について理解したことを自分の状況にあてはめて考えることができるかどうか
③ 論理的思考：治療に関する情報や自分の希望を論理的方法で処理できるかどうか

> *memo* 　**意思決定能力をどうして判定するのか**
> 　意識されていない場合も多いですが，インフォームド・コンセントは，患者が理解をしてはじめて成り立つものです．せん妄を発症したからといってすべてが意思決定能力を喪失するものではありません．注意力が多少落ちているが，理解力は保たれている場合には，ゆっくりと簡潔に，必要な説明を短く行う，などの配慮が望まれるからです．もちろん，疎通が困難な場合には家族などの代理意思を確認し，治療を進め，判断が可能となった時点で，患者に経過を説明することも忘れてはいけないプロセスです．

2　事故の予防

せん妄になると，注意を向け・維持することが難しくなり，患者が自分自身で身の安全を守ることが難しくなります．転倒・転落だけでなく，はさみ類でも身を傷つける危険がありますので，医療者側で積極的に探します．

転倒・転落やルート類の抜去などを防ぐために，患者自身にわかりやすく危険性を伝えることも重要になります．その際に言葉だけで伝えようとしても注意が持続しないために難しい場合があります．図や文章で残す工夫もあります．

身体抑制は抑制自体が患者や家族の苦痛の原因になることと，抑制自体がせん妄の強力な誘発因子になりますので，重大な事故の危険性が高

い場合や，救命のためにやむをえない場合以外は安易に抑制しないことが原則です．

3 直接因子の同定，治療方針の決定

　せん妄は，複数の身体的要因で生じることが多いため，せん妄を生じた要因を探索し同定します．

　全身検索が原則ですが，一般に高齢者のせん妄発症の原因として，薬剤と脱水，感染が三大要因としてあげられますので，頻度の高い原因から検索をかけます．

> **Point**
> せん妄の薬物療法を検討する前に，必ず原因のあたりをつける．
> 特に，高齢者の場合，脱水，感染（尿路感染，呼吸器感染，褥瘡），薬剤（オピオイド，ベンゾジアゼピン系薬剤）は見落とさない．

　全身の所見を得るとともに，せん妄を発症した前後での様子の変化，治療内容の変更など因果関係が疑われるものをあげていきます．特に確認をしたいものは次の通りです．

① せん妄発症前に使用された薬剤とその投与時間
② せん妄発症前の食事量・水分摂取状況，排尿の有無・性状
③ せん妄発症前の発熱や血圧の変化，呼吸状態（感染の前兆の洗い出し，せん妄の発症がショック状態に先行することもしばしばあります）

　脱水については，当然血液検査は重要な検査ですが，単にHbやHctの値を基準値だけを指標にするのは危険です．当たり前のことですが高齢者は軽度の貧血を伴うことが多く，軽度の脱水により基準値近くに一見みえることがあります．

　薬剤に関連して見落としてはならないのは，オピオイド（経口モルヒネ換算90 mg/日以上でせん妄のリスク因子と報告されます），ベンゾジアゼピン系薬剤（特に超短時間型），ステロイド，抗コリン作用のある薬剤です．

表1 せん妄の原因と治療の方向性

原因	治療の方向性
単一の原因:治療反応性がよいことが多い	対応方法:原因治療を中心に抗精神病薬を併用するかどうかを検討する
感染症	抗生物質,ドレナージ
脱水	補液(高血糖,電解質異常の合併に注意)
薬剤〔オピオイド(経口モルヒネ90 mg/日以上),ベンゾジアゼピン,抗コリン作用のある薬剤,ステロイド〕	原因薬剤の中止・調整,オピオイドスイッチング
高Ca血症	デノスマブ,ビスホスホネート製剤,補液
原因が複数,脳器質因子がからむものほど難治になる傾向がある 肝機能障害 転移性脳腫瘍・がん性髄膜炎 がんの肺転移による低酸素血症	対応方法:せん妄の完全な回復は難しい場合が多く,症状緩和を目指す.一般に,対応可能な要因への対応を行い,合わせて抗精神病薬を組み合わせることが多い

　また,原因が同定されると同時におおよその見通し(せん妄の回復の可能性)を明らかにすることが同時に可能となります(**表1**).

　一般に,単一の原因で発症したせん妄ほど原因治療への反応は良好です.逆に,複数の原因で発症したせん妄ほど原因除去に難渋し,難治になる傾向があります.

1) 身体所見

　問題のあたりをつけるために,全身の所見を丁寧にみます.

バイタルサイン:発熱,呼吸数,頻脈,徐脈,低血圧
呼吸:呼吸数,喘鳴,喀痰の有無,酸素飽和度
循環:脈の不整
皮膚:緊張度低下,褥瘡の有無,黄疸,斑状出血,発疹
腹部:膨満,腸雑音,打診,圧痛
四肢:チアノーゼ,浮腫
疼痛の有無,場所,性状,強度
便秘,尿閉の有無
悪心,嘔吐の有無
呼吸困難感の自覚

2）検査

全身の所見と合わせて，あたりをつけるために必要な検査を実施します．

血算と白血球分画：貧血，脱水，炎症反応の確認
生化学：CRP，電解質（Na，K，Ca），血糖，肝機能，腎機能

進行がんにおいては，高Ca血症は頻度の高い要因であり，かつ治療可能な代表的な原因であること，特異的な所見が乏しいため見逃されやすいことから，測定をしておくほうが確実な項目です．

> memo
> ・頭頸部がん，食道がんの場合は，多飲歴でかつ低栄養の場合も多く，ウエルニッケ・コルサコフ症候群も鑑別に入ります
> ・胃がん術後の場合，食事摂取量が低下しており，まれにビタミンB群欠乏があります．

❶ 画像検査など

肺炎が疑われる場合：胸部X線写真
脳梗塞や頭部外傷など神経疾患が疑われる場合：頭部CT，頭部MRI

❷ 診断に応じて加える検査

どのような検査にでも言えることですが，患者さんの利益になる（QOLの改善につながる）可能性があることを前提に検討します．

前述の通り，せん妄の発症には平均3つの要因が重なります．その要因を同定するうえで主に頭部検査を中心に検討します．

- **頭部CT，頭部MRI**：脳の器質因子を評価することを目的に実施します．
- **脳波**：せん妄に対する特異度の高い検査です．せん妄の場合には徐波の混入が認められます．また，脳転移のある場合，てんかん発作の鑑別のために必須となります．特に終末期において，非痙攣性のてんかん重積発作がせん妄と誤診される危険性が指摘されています[5, 6]

また，場合によっては次のような検査も考慮します．

- **腰椎穿刺**：脳炎・髄膜炎を疑う場合に，患者のリスクとベネフィットを考えて判断する

- **アンモニア血中濃度**：肝性脳症
- **自己抗体**：腫瘍随伴症候群（卵巣腫瘍や一部の肺小細胞がんなど）

4 誘発因子の管理

誘発因子，器質因子など，せん妄発症の背景となった状態を検討します．

① 症状管理：疼痛管理をはじめ，睡眠覚醒リズムの障害となる症状の軽減を目指します
② 環境調整：睡眠覚醒リズムの回復を目標に，環境を整えます

1）症状マネジメントのポイント

❶ 早期からの症状マネジメント

せん妄状態での症状マネジメントの難しい点は「患者から自覚症状を聞き出せない」ことです．

せん妄は，通常原疾患に伴う症状がつきまといます（例：疼痛）．その症状が放置されると，

身体症状→せん妄状態で評価困難・放置→交感神経緊張・不安増悪→せん妄増悪→ますます症状評価が困難になる

の悪循環に入り，せん妄のコントロールも難しくなりますので，症状マネジメントも早期から進めることが解決の近道になります．

❷ 具体的な症状マネジメントの進め方

まず，可能であればせん妄の症状を含めた自覚症状の有無を尋ねます．事前に本人に説明をしていると，このステップが容易になります．しかし，せん妄状態では，患者から自覚症状を聞き出すことが難しい場面が多々あります．そのため，**①起こりうる症状を医療者側が可能な限り積極的に拾いあげること，特に客観的な所見に注意を払うこと，②聞き出すために，質問は短く，わかりやすく，**となります．

主な症状マネジメントのターゲットは次の通りです．

- 疼痛：特に術後管理の場合や，がん性疼痛，整形外科的な疼痛でADLの障害となりうるもの
- 呼吸困難：肺炎，心不全
- 咳嗽
- 口渇
- 便秘
- 倦怠感

　特に疼痛は，せん妄の興奮など過活動と関連します．興奮が強い場合に，すぐに抗精神病薬の投薬を考えるのではなく，疼痛緩和が十分になされているかどうか確認をおすすめします．

　注目しなければならない理由は，せん妄状態では，患者さんが自ら疼痛を適切に医療者に訴えることが困難だからです．疼痛があることは，それ自体がせん妄の増悪因子になります．一方，オピオイドが過量に投与されていると，疼痛自体の訴えはなくなりますが，逆にオピオイドの抗コリン作用によりせん妄を惹起します．すなわち，急性期管理において，疼痛管理はせん妄の管理と表裏一体の関係になっているのです．

　特に術後管理やがん治療においては疼痛を合併することも多く，オピオイドの使用頻度は高いです．**せん妄の評価と同時に定期的に疼痛のアセスメントも行います．合わせて脱水が疑われる場合には補正をしつつ，疼痛コントロールをしながらせん妄の治療を進めます．**

　疼痛評価も基本は自己評価に頼らざるを得ない面がありますが，評価困難で放置するのではなく，①行動や体位の観察，②表情，③自律神経症状を中心に客観的な評価を行います．場合によっては，頓用やレスキューを使用し，使用前後での変化をモニタリングすることも効果的です．

2）環境調整

　看護ケアが中心となりますが，生理的な睡眠覚醒リズムを促すことを目的に，環境調整を行います．具体的には，複合的介入の中から，実施可能なものを行います．（第4章-2 表1参照）

① **見当識のサポート，昼夜のリズムをつける**
　　昼夜がわかるように，日中にカーテンを開ける，夜は照明を落とす
　　夜は静かな環境を用意する
　　時計・カレンダーを置く
② **睡眠リズムを維持するための働きかけ**
　　日中活動を促す
　　足湯やマッサージなど，入眠を促す
③ **感覚障害への対応**
　　眼鏡や補聴器の使用

第4章 せん妄への基本的な対応を学ぼう 〜予防と治療

5. 薬物療法の必要性判断・組み立て

1 マネジメントの原則（薬物療法を検討する前に）

　ここでは，せん妄に対する薬物療法，特に抗精神病薬の処方と組み立て方を考えていきたいと思います．

　まず，薬物療法を検討する前の段階で忘れてはいけないことは，せん妄は身体疾患に起因する病態であること，**せん妄治療の原則は身体的要因を同定し，その原因が除去可能あるいは修正可能であれば，除去・修正する取り組みを検討すること**です．

2 せん妄の治療のゴールはどこか

　次に確認をしたいことは，せん妄の治療のゴールはどこかです．

　せん妄への対応というと，どうしても「医療事故を防ぐ，転倒転落を防ぐ」という医療安全的な視線が重視されがちです．必然的に，せん妄治療のゴールは，「事故を防ぐ⇒鎮静する，寝かせる」というイメージをもちがちになります．

　しかし，「せん妄が身体的な要因による意識障害である」ことを考えれば，せん妄の治療のゴールは「意識障害の治療」であり，「意識障害から回復させる」ことを当然考えなければなりません．

　また，せん妄の体験自体が，患者に苦痛を与えていることも振り返れば，**せん妄の治療のゴールは患者が覚醒し，注意も適切に払え，認知も改善し，意思決定ができ，快適に過ごし，周囲とも適切なコミュニケーションがとれる**ことにあります[7]．

> **Point**
> せん妄の治療のゴールは，意識障害を取り除き，認知機能を回復させ，周囲とコミュニケーションがとれる状態を取り戻すことにある．決して寝かせることではない

memo ここでは，主として治療が可能なせん妄を中心に説明をしています．そのため，終末期の死の過程に重なるせん妄は回復は困難であるため，治療の最終目標は修正する必要があります．その場合は，患者家族の不快を可能な限り取り除くことが主眼となります．

3 薬物療法の適応の判定

上でまとめましたように，せん妄の治療のゴールは意識障害の治療です．そのゴールをふまえますと，せん妄の治療とは，具体的に，

① 意識障害の原因となる身体要因を治療し（原因治療），
② あわせて脳の認知障害，生理的リズムを回復させる働きかけを行い，
③ 患者の苦痛となる病的な体験を緩和する

ことになります．

急性期病院においては，せん妄の治療は原因治療とともに抗精神病薬による薬物治療が併用されることがほとんどです．薬物治療の目的は，この②，③に相当します．

薬物治療の目的
① 認知機能障害の治療，生理的リズムの回復
② 病的体験の緩和

薬物療法を検討するのは，認知機能障害（注意力障害が強い，幻視や幻聴，妄想が著しい，生理的リズムの乱れが著しい，注意力障害や精神症状が強く患者の苦痛が著しい）がある場合となります．

4 薬物療法への誤解

　せん妄への対応というと，問題行動を抑える，不穏を抑えるというイメージがあり，薬物療法を「不穏を抑える，寝かせる」ことを目的に使用している・使用する誤解があります．そのため，「術後せん妄で興奮しているので，セレネース®を点滴静注したけれども興奮が静まらない．セレネースは役に立たない」とか，「眠らないのでセレネース®を投与したのに全然寝ない，おかしい」などの声をうかがいます．

　しかし，これは抗精神病薬の使用目的を誤解している面があります．

　まず，抗精神病薬をどうして使うのかというと，注意力障害や生理的リズム（睡眠覚醒リズム）を回復させること，症状を緩和することにあります．すなわち，治療の効果は，注意力障害が回復し，睡眠覚醒リズムが回復することにあり，興奮を抑えることや寝かせることにはありません．また，**第3章**で述べましたとおり，抗精神病薬自体，鎮静効果は弱いものです．確かにせん妄で興奮が強い場面がありますが，興奮を静めることを目的に抗精神病薬（特に高力価の抗精神病薬）を用いると必然的に過量投与を招きます．

薬物療法への誤解
「抗精神病薬は寝かせるために使っている」
→認知機能障害を改善することが第一の目的

5 薬物療法の原則

　上記のように原因治療をしつつ，せん妄症状の改善を目指して薬物療法を開始します．薬物療法の原則は次の通りです．

- 治療薬は抗精神病薬を用いる（ベンゾジアゼピン系薬剤には治療効果はない）
- 単剤で少量開始が基本．
- 治療効果をみながら漸増する
- パーキンソン治療薬は併用しない

原則をふまえつつ，**第4章-6**以降では実際の投与例をあげていきます．

> *memo* 以前は，パーキンソン症状を予防するために，アキネトン®やアーテン®などのパーキンソン治療薬を併用することが行われていましたが，パーキンソン治療薬自体が抗コリン作用を持ち，せん妄の増悪因子となることから併用は避けるようになりました．

第4章 せん妄への基本的な対応を学ぼう ～予防と治療

6. 薬物療法の実際

1 抗精神病薬の選択

　患者がせん妄を発症した場合，軽度でない限り抗精神病薬による薬物療法を行います．その際，多くの種類がある抗精神病薬のなかからどの薬剤を選ぶのがよいのか非常に悩むかと思います．

　抗精神病薬の薬剤を選択するときに重要なポイントをまとめます．

> **Point**
> ・せん妄への治療効果はどの抗精神病薬でもほぼ同等
> ・薬剤のプロフィールが異なる（具体的に一番大きな違いは，鎮静（平穏）作用）．せん妄の臨床症状に合わせて使い分けることが，対応をスムーズに進めるうえで重要
> ・有害事象は極力避けるようにする（その意味で，定型抗精神病薬は避けられる傾向にある）

　せん妄に対する薬物療法を検討する際に，まずせん妄の主要な症状が何かを評価します．

　①注意力障害の強さ（つじつまのあわなさ）
　②睡眠覚醒リズムの乱れ
　③幻視・妄想の出現
　④精神運動興奮

　臨床上，どの抗精神病薬を用いても治療効果はほぼ同等ですが，鎮静（平穏）作用が異なることから（ここで使用する鎮静は「興奮を鎮める」意味であり，「意識を落とす」という意味ではありませんので注意をお

願いします），せん妄の過活動の度合をみて薬剤を選ぶと，比較的少量で治療効果を得やすいと考えられています．

❶ **睡眠覚醒リズムの乱れが大きい（昼夜逆転，夜間不眠），興奮が強い場合**
- 鎮静（平穏）作用が強く，催眠作用も期待できる薬剤が好まれます．
非定型抗精神病薬であれば，クエチアピン（セロクエル®），オランザピン（ジプレキサ®）．
- 定型抗精神病薬であれば，クロルプロマジン（コントミン®，ウィンタミン®），レボメプロマジン（ヒルナミン®）．

❷ **幻視や妄想などの精神病症状が中心で，興奮は目立たない場合**
- 鎮静（平穏）作用は弱めで，認知機能障害改善効果の強い薬剤が好まれます．
非定型抗精神病薬であれば，リスペリドン（リスパダール®），アリピプラゾール（エビリファイ®）．
- 定型抗精神病薬であれば，ハロペリドール（セレネース®）．

2 内服可能な場合の処方

内服ができる場合は，経口投与が原則になります．抗精神病薬は定型抗精神病薬，非定型抗精神病薬とも同等の効果がありますが，有害事象である錐体外路症状が出ることを嫌って，非定型抗精神病薬が標準になりつつあります．

1）非定型抗精神病薬

❶ **リスペリドン（リスパダール®）**
- スタンダードな抗精神病薬．幻視や妄想など精神病症状に対する治療効果が強い反面，鎮静効果は弱い．そのため，幻視や妄想，注意力障害が前面に出るせん妄に使用されます．
- 代謝物も活性がありしかも半減期が長い．鎮静作用が少ないためついつい興奮を静めようと投与を繰り返して過鎮静を招きがちなため注意が必要です．

- 液剤，口腔内崩壊錠があり，嚥下が難しい場合に用います．
- 活性代謝物が腎排泄のため，腎機能障害のある場合には半量にします．

リスペリドン（リスパダール®錠）0.5〜1 mg　1日1回　寝る前

注意
- 0.25〜2 mgから開始する．維持量は0.5〜4 mgで，4 mg以上を用いても効果の上乗せは乏しいです．
- 半減期は長めですが，夕方以降に投薬をまとめることが多いです．

❷ オランザピン（ジプレキサ®）

- 鎮静作用の強い抗精神病薬です．焦燥感が強い場合に静穏を期待して用いたり，睡眠覚醒リズムの乱れが強いせん妄で睡眠リズムを整えることを期待して用います．
- 鎮静作用が強く，かつ半減期も長いため，持ち越し効果に注意をします．
- 抗ヒスタミン作用，抗コリン作用があり，稀ですがオランザピン自体がせん妄を増悪させる場合があります（逆説的増悪）．疑われる場合には，オランザピンは中止とし，他剤に切り替えます．

オランザピン（ジプレキサ®）2.5 mg　1錠　1日1回　寝る前

注意
- 1.25〜5 mgから開始．維持量は2.5〜20 mg．
- 口腔内崩壊錠があり，嚥下が難しい場合でも投薬が可能である．
- 錐体外路症状が少ないこと，難治性嘔吐に有効であるとの報告がある．
- 糖尿病に禁忌．

❸ クエチアピン（セロクエル®）

- パーキンソン症状を誘発するリスクが一番低い．パーキンソン病，パーキンソン症候群をもつ患者での第一選択薬．
- 鎮静・催眠作用が比較的強いため，せん妄のリスクの高い高齢者の睡眠導入薬として臨床上使用されます．
- 半減期が3時間と短く，持ち越しのリスクが少ない．

- 認知症患者に長期投与をした場合の死亡リスクが一番少ない可能性が指摘されています．

クエチアピン（セロクエル®）25 mg　1錠　1日1回　寝る前

注意
- 12.5〜50 mgから開始．維持量は12.5〜200 mg．
- 半減期が短いため，2〜3回に分割して投与することがあります（例：夕・寝る前）
- 糖尿病に禁忌．

❹ アリピプラゾール（エビリファイ®）

- 鎮静作用がほとんどない薬剤です．低活動性せん妄や，過鎮静を避けたい場合に用います．
- アカシジアを起こしやすいため，定期的なモニタリングをすることが望まれます

アリピプラゾール（エビリファイ®）6 mg　1錠　1日1回　夕

注意
- 3〜6 mgから開始．維持量は6〜18 mg．

2）定型抗精神病薬

● ハロペリドール（セレネース®）

- 治療経験が一番豊富であり，臨床効果が確立しています．
- 非定型抗精神病薬と比べ薬剤性パーキンソン症候群を発現しやすい難点があります．1週間以上連用する場合には注意をし，パーキンソン症状が出現した場合には中止とし，非定型抗精神病薬あるいは，フェノチアジン系定型抗精神病薬（クロルプロマジン®）に切り替えます．

ハロペリドール（セレネース®）1.5 mg　1錠　1日1回　寝る前

注意
- 0.5〜2 mgから開始．維持量は0.5〜4.5 mg程度．
- 錐体外路症状の発現に注意．

・非定型抗精神病薬の薬価が比較的安いが日本では，使われる機会は減ってきている．

3 内服が困難な場合

　術後でまだ経口投与が難しい場合，消化管閉塞や悪心，嘔吐などで経口が困難な場合，興奮が著しく協力を得られない場合にやむをえず非経口投薬を考えます．

　ブチロフェノン系抗精神病薬（ハロペリドール）が標準になります．

　経静脈投与が標準的な投与方法になりますが，皮下注や持続皮下注を用いることもあります．

● ハロペリドール（セレネース®）

- 標準的な治療薬です．注射薬は錠剤に比べ半減期が短いのが特徴です．
- ハロペリドールは鎮静作用は弱いです．鎮静を期待して使用をすると追加投与を繰り返して大量投与になりがちです．
- 臨床上4A以上投与をしても治療の上乗せ効果はほとんど期待できません．かえってパーキンソン症状や不整脈のリスクが高まるので注意をします．

① ハロペリドール（セレネース®）1A（5 mg）＋生食50 mL
　　1日1回　寝る前　点滴静注　30分から1時間かけて
② ハロペリドール（セレネース®）0.5A　1日1回　夕　皮下注

> memo　・開始量は，1.25〜5 mg（0.25〜1A），維持量は2.5〜10 mg（0.5〜2A）．
> 　　　　・ショットで用いる場合には患者への負担を考慮して皮下注を用いることが多いです．血中濃度の立ち上がりは同等といわれ，あえて筋注を選択するメリットはありません．

4 精神運動興奮が強い場合，睡眠覚醒リズムが回復しない（昼夜逆転が続く）場合の対応

　原則はハロペリドール（セレネース®）の投薬であることには変わり

はありません．しかし，ハロペリドールを10〜15 mg程度を用いても，精神運動興奮が改善しない場合があります．また，ハロペリドールを続けていても，睡眠リズムが戻らない場合もしばしばあります．

そのような場合の対策は，大きく2つの方向性が考えられます．

① 鎮静作用を期待して，ベンゾジアゼピン系薬剤を**併用**する
② 鎮静作用の強いフェノチアジン系定型抗精神病薬に切り替える

1）鎮静作用を期待してベンゾジアゼピン系薬剤を併用する

- 鎮静作用の乏しいハロペリドールに，鎮静作用を期待してベンゾジアゼピン系薬剤（フルニトラゼパム，ミダゾラム）を併用することがあります．
- ベンゾジアゼピン系薬剤を併用することで，鎮静作用は得られますが，呼吸抑制，過鎮静に注意をします．
- 基本的に，ベンゾジアゼピン系薬剤の投与は混合せずに使用することが管理上望ましいのですが，臨床上混注して用いられることもあります．

① ハロペリドール（セレネース®）1A（5 mg）＋フルニトラゼパム（ロヒプノール®）0.5〜1A（1〜2 mg）＋生食100 mL
　1日1回　寝る前　点滴静注　1〜2時間かけて
② ハロペリドール（セレネース®）1A（5 mg）＋ミダゾラム（ドルミカム®）1A（10 mg）＋生食100 mL
　1日1回　寝る前　点滴静注　5時間かけて

2）フェノチアジン系薬剤に切り替える場合

- ハロペリドールよりも鎮静効果が強いフェノチアジン系に切り替えるのも1つの対応策になります．
- フェノチアジン系抗精神病薬はα受容体阻害作用もありますので，血圧低下に注意をします．

クロルプロマジン（コントミン®）1A（10 mg）＋生食100 mL
1日1回　寝る前　点滴静注　1時間以上かけて

5 抗精神病薬の必要量を見積もる

　抗精神病薬の必要量は個人個人で非常に差があります．ハロペリドールであれば，1 mgでも治療効果が得られる症例から，最大の20 mgまで用いても改善が乏しい場合もあり，使用量の幅は10倍以上になります．

　一方，抗精神病薬の最大の有害事象は過鎮静です．特にせん妄のように全身状態が不良の場合，過鎮静から誤嚥を招いたり，転倒・転落を生じることを極力避けるためにも，過量投与は避けねばなりません．

　そのため，一般に抗精神病薬を用いるときには，

「少量から開始し，少量ずつ臨時で追加をし，治療効果をみながら必要量を見積もる（滴定法）」

が用いられます．

症例　70歳代男性，食道がん再発，吻合部潰瘍からのリークによる縦隔炎

定期薬：クエチアピン（セロクエル®）25 mg錠，1回1錠，1日1回夕食後

臨時指示：せん妄症状増悪時，クエケアピン（セロクエル®）25 mg錠，1回1錠．1時間あけて症状再評価．改善乏しい場合は追加可能．

　初日，夜間に中途覚醒があり，行動もまとまりがなかったため0時に25 mg追加．その後1時半に再度25 mgを追加し，入眠．

　翌日7時に起床．午前中に診察．会話は昨日よりも増え，視線も20秒程度は合わせることが可能．しかし，2分ほど会話を続けると話題がそれる．場所の見当識はあるも，時間感覚はあいまい．

　⇒クエチアピンは効果ありと判断．昨日の使用量が75 mgであることから，2日目は夕食後を75 mgに設定する

1) 臨時追加量の設定

治療開始時は，定期投与自体少量から開始することが多いため，定期薬と同じ量を追加します．

増量を開始したら，定期薬の1/3～1/2程度で設定することが多いです（大事なことは過鎮静を避けることです）．

2) せん妄の治療はいつまで続けるのか？ 抗精神病薬の減量の時期は？

せん妄に対する治療を続け症状が安定してきますと，抗精神病薬の減量を検討します．

一般にせん妄に対して原因治療と抗精神病薬を開始しますと，薬剤選択があえば3日目くらいには症状が改善し始め，5日目あたりまでに睡眠覚醒リズムが戻り，注意力の回復をある程度図ることができます．

症状改善を3～5日維持できることを確認したところで，抗精神病薬の減量を開始します．

減量は，使用量の1/3～1/2ずつ下げ，症状の再燃がないことを確認しつつ2～5日おきに進めます．

第4章 せん妄への基本的な対応を学ぼう 〜予防と治療

7. 家族への支援

1 不安を和らげる

　せん妄に対する家族の誤解は非常に多くあります．家族の視点からは，入院前に普通に会話ができていた患者が，入院をして会話ができなくなった姿を見て，**①患者の内面にどういうことがあったのか理解できない不安**，**②患者とコミュニケーションがとれず，どのように対応をしてよいのかわからない不安**が混在します．

> 家族の心配の例
> ・不安に耐えられなくなっておかしくなったのではないか
> ・痛みがとれないから怒っているのではないか
> ・モルヒネのせいでおかしくさせられたのではないか
> ・病院に無理矢理入れられたと怒っているのではないか

　家族に対しては「不安をもつのももっともである」ことを伝え，理解を示しつつ，**①せん妄の病態**，**②身体治療の必要性**，**③今後の見通し**を伝えます．

　特に，家族はせん妄状態で，どのように接してよいのかわからず戸惑いますので，次の点を伝えます．

> ・まず患者の側にいるだけでも患者に安心は伝わること
> ・つじつまの合わないことを言うが，患者がわざとしているものではないこと
> ・無理に訂正をする必要はないこと

> **Point**
> ・家族にせん妄とその原因，治療について説明し，家族の不安を解く（特に精神病や認知症になったのではないこと）
> ・家族の苦労をねぎらう．休養をすすめる
> ・家族が介護を抱え込みすぎていないか，疲弊していないか確認する
> ・家族の積極的な関わりを促す．関わり方に関する不安を解く（側に親しい人がいるだけでも患者が安心すること，幻視や妄想に無理に合わせなくてよいこと）

2 家族への説明例

● せん妄の説明例

今のように，つじつまの合わないような話をされたり，見えてもいないようなものが見えているような状態をせん妄といわれます．これは熱が出たり，体の水分が足りないといった体の状態をきっかけに，脳機能がうまく働かなくなった状態です．ぼーっとしてうつらうつらしたり，夜になると混乱して落ち着かなくなったりします．夢と現実が混ざったような夢うつつのような状態です．

これは体の症状の1つであり，呆けてしまったとか精神病になったわけではありません．「こころのもち方」とか「気が弱いから」出てしまう症状でもありません．あくまでも体の病気からきているものです．

治療のために入院されている方の場合，2〜3割くらいの方が，この症状で困ったり悩んだりされます．決して稀なことではありません．

● 対応に関する説明例

ご家族の方もお疲れではないでしょうか．無理をせずまず休んでください．心配なことがありましたら遠慮なくおっしゃってください．

周りの様子がわからないために，不安になったり混乱されたりすることがあります．慣れ親しんだものは混乱したなかでもしっかりとわかります．身近なご家族が側におられるだけでも安心されます．

つじつまの合わないことを話しかけられたりすることもあるかもしれません．そのときは無理に正したり，無理に話を合わせる必要はありません．

側にいて何をしていいかわからないとお困りになることがあるかもしれません．普段通りに声をかけていただき，足をさすったりしてくださるだけでも

患者さんは安心されます．

● オピオイドの使用に家族が不安を感じている場合
がんで治療中の患者さんの場合，せん妄はいくつかの体調不良が合わさって出てくることが多いのです．「麻薬」のせいで症状が出たのではありません．オピオイドを減らすと痛みが出てきてしまい，かえって悪くなることがありますので，オピオイドはこのまま使用しながら治療を進めていきましょう．どうしても合わない場合には，オピオイドの種類を変えることで痛みを出さずに対応することができます．

● 治療の説明例
体に負担がかかって出てきた症状ですので，体の治療を進めながら，夜にしっかりと休んでいただけるように合わせて進めていきます．

せん妄の症状は脳の機能不全から起きていますので，脳の伝達物質やホルモンの乱れを調整したり，神経を保護する薬を使って治療を進めていきます．治療を進めることで患者さんのつらさを和らげることができます．

薬による治療を進めるにあたり，副作用はできるだけ出ないように少しずつ慎重に調整をしていきます．しかし，薬の効き方には個人差がありますので，ときに効き過ぎて眠気が出てしまうことがあります．その場合には，すぐに薬の量を減らしたり，他の薬に切り替えることもします．

● 見通しの説明例
治療効果が出てくると，睡眠リズムが回復するとともに，注意力も回復し，会話の内容も理解できるようになります．おおよその目安として，3日後には睡眠リズムの回復，1週間後を目途に注意力の回復を目指しています．ただし，毎日の様子を見ながら時期を見極め，修正します．

せん妄の回復とともに，痛みを自覚すると予想されます．会話が困難なためご自身で痛みを伝えてもらうことは難しいので，表情や体の動きなどご家族から見た痛みの評価も積極的に進めてください．

注意力が回復しましたら，治療状況も判断できるかと存じます．病状説明と今後の治療方針についての面談ですが，週明け頃には可能かと存じます．ただし，せん妄症状は日内変動があります．注意力が安定する午前中のほうが確実です．

第4章 せん妄への基本的な対応を学ぼう ～予防と治療

8. せん妄症状の継続的なモニタリング

1 チームで取り組む

せん妄への対応は，多様な介入が組み合わさります．担当医が一人で対応できるものではありません．ぜひ病棟スタッフとともにチームを組み，情報と目標を共有しつつ進めてください．

チームで共有したい情報
- せん妄の原因は何か
- 治療反応性はよいのか
- 治療の方向性
- 療養場所：入院を続けるのか，外来に移すのか，在宅医に紹介するのか
- 患者を悩ませているものは何か
- 家族は疲弊していないか：介護に参加できる家族がいるか
- 患者・家族の希望は何か
- 目標の設定：治療の完遂か，退院か，転院か，在宅への移行か

2 薬効評価

抗精神病薬による治療効果を定期的に評価し，治療の方向性を修正する必要があるかどうかを検討します．

1) 薬効評価がどうして必要か

抗精神病薬は，同じ投薬量であっても，その作用の出かた，有害事象の程度の個人差が非常に大きいという特徴があります．必要量を見積も

るため，有害事象の発現を最小限度に留めるためにも，定期的な評価が必要となります．

2）効果の判定

せん妄の重症度評価と同様に，薬効についても定まった評価方法を用いるのが理想的ですが，マンパワー上難しいことも多いです．最低限，せん妄の中核症状の変化，すなわち

> ① 睡眠覚醒リズムの回復：夜間の睡眠リズムが回復してきているかどうか
> ② 注意力障害の程度：会話がまとまってきているか，話題がそれずにまとまった会話がどのくらいの時間続けられるか，見当識の回復，記憶力の回復

を確認します．

注意 抗精神病薬の効果（第3章）でも述べましたが，鎮静作用を抗精神病薬の効果と誤解されることが多いので注意が必要です．

効果判定で注意をしたい誤解
・鎮静作用を抗精神病薬の作用と誤解する
　× 「飲ませたら寝ました．効果ありです」
・鎮静作用で反応が鈍くなったことを，幻視や妄想が軽減したかのように判断する
　× 「おとなしくなって変なことを言わなくなりました．効果ありです」

3）有害事象の評価

抗精神病薬による有害事象として頻度が高いものは，過鎮静・パーキンソン症状・アカシジアです．

特にパーキンソン症状は，ハロペリドール（セレネース®）では連用により10％程度出現することから，定期的なアセスメントをしつつ用います．また，ハロペリドールを高用量の静注で用いる際に，頻度は低いもののQT延長とtorsades de pointesのリスクが指摘されており，使

用する際にはあらかじめ心電図の確認をします．

　せん妄に関する報告ではありませんが，非定型抗精神病薬を高齢認知症患者に用いた比較試験のメタアナリシスにおいて，非定型抗精神病薬を投与されていた群の死亡リスクが1.6～1.7倍であったとの報告が出て[8]，FDAは認知症患者に対する抗精神病薬の使用に注意を喚起しました．近年では各薬剤間でのリスク評価も行われ，非定型抗精神病薬間でも薬剤間での差があること，定型抗精神病薬は概してリスクは高いことが明らかになってきました[9]．死亡リスクを上昇させる病態ははっきりとは解明されていませんが，循環障害と感染のリスクが指摘されています．

　せん妄に対して使用する場合のリスクに関しては，統計学的に有意な上昇は指摘されていないものの[10]，抗精神病薬の使用・選択にあたっては，全身状態を評価し，リスクをふまえた後に行います．

Column

在宅のほうがせん妄の比率は低いか

　在宅でもせん妄の発症率はほぼ同程度と見積もられます．海外のデータではありますが，在宅緩和ケアプログラム導入時のせん妄発症率は28％であったとの報告があります．

　臨床では，在宅のほうがせん妄が少ないのではないかとの話が出ますが，この背景には，①過活動型のせん妄では在宅が困難であり入院になる可能性があること，②在宅のほうが一般に輸液は少なくなる傾向のため，ドライになるために低活動型せん妄の比率が高くなる可能性，③在宅でも入院のセッティングでもせん妄が見落とされている可能性があります．

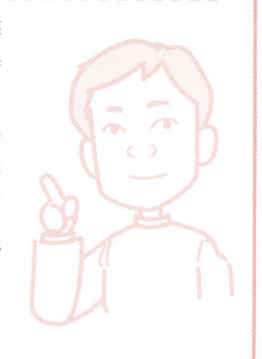

第4章 せん妄への基本的な対応を学ぼう ～予防と治療

9. 実際の介入例

実例に沿って，原因の探索から介入方法までの流れを検討してみます．

症例　せん妄への介入

症例：70 歳代，女性
診断：右乳がん　多発骨転移・リンパ節転移・肺転移・胸水
家族：夫（70 歳代，退職），息子（30 歳代，会社員）
病歴：

　X-2 年，動作時の呼吸困難を自覚，総合病院内科を受診したところ，胸部 CT にて右胸水貯留を指摘，全身精査により，乳がん，多発骨転移と診断．胸水ドレナージ，胸腹癒着術施行の後，ホルモン療法を開始した．AI 剤，TAM を試すも，肺転移・骨転移は徐々に進行．化学療法（PTX，capecitabine）は奏効せず，X 年 4 月，疼痛増悪（腰椎転移，腸骨転移），倦怠感増悪を認め，症状コントロール目的にて入院となった．

身体所見：

身長 155 cm，体重 43 kg，体温 37.2℃，心拍数 98/ 分，血圧 110/72，SpO_2 97 %（O_2 2 L/ 分）

胸部 X 線：左胸水，左右肺野に径 5 〜 10 mm 程度の腫瘤像多発（転移）

● 入院後

　4 月 10 日 入院．胸部痛・腰痛を認めた．胸部 CT にて，肺転移増悪，左胸水貯留を認めた．疼痛に対して，アセトアミノフェン（カロナール®）1,600 mg/ 日とオキシコドン（オキシコンチン®）10 mg/ 日が開始された．呼吸困難に対しては，酸素 2 L/ 分を開始した．

125

オキシコドンを開始した後も疼痛は持続したため，入院2・3日目と夜間帯を中心にレスキューを施行〔オキシコドン（オキノーム®）2.5 mg/回〕，2日目は夜間に2回，3日目は3回使用した．一方，日中には疼痛の訴えはなくうつらうつらと過ごしていた．食事摂取も2割程度で，時間帯による摂取量の変化は認めなかった．

　入院4日目には傾眠が強くなった．歩行時のふらつきも強いため，歩行時は見守りとなった．

　入院5日目，夜間に「痛い」との訴えがあり，レスキューを使用した．レスキュー使用後1時間ほどうつらうつらするが，その後に覚醒し「痛い」と訴えたり，一方ベッドから降りようとしたり落ち着かない様子があった．

　入院6日目，食事摂取が改善しないため，3号輸液を1,000 mL/日施行（100 mL/時間）．呼びかけに開眼し短い会話は交わせるが，時間は朝夕を間違え，場所も入院中とは理解をしていなかった．夕方になると不安で落ち着かない様子となり，ベッドから降りふらつきながら部屋から出ようとした．点滴には気付かず，足を取られそうな様子であったため，病棟スタッフが制止しようとしたところ，急に怒り出した．「ここはおかしい」，「何か違う」と言い，「息子を呼ばないと」と電話をかけようとしたが，うまく操作をすることができなかった．

　病棟から連絡して息子が夜仕事帰りに来院した．面会したが息子と認識できない様子があった．病室より「いい加減にしろよ！入院していることを思い出せよ！」と怒鳴る声が聞こえたため，病棟スタッフがあわてて訪室すると，息子が泣きながら怒っていた．病棟スタッフが息子をなだめ，担当医に連絡をとった．担当医と病棟スタッフは対応に迷い，緩和ケアチームに相談を出した（表1）．

● **診断のポイント**

　このような症例に対して，どのように判断し，対応を進めるのがよいでしょうか．

　まず，経過を順に追ってみますと，乳がんの多発転移で，疼痛・倦怠感のコントロールを目的に入院をしました．疼痛に対してアセトアミノ

表1　処方

アセトアミノフェン 1,600 mg/日
オキシコドン 20 mg/日
モサプリド 15 mg/日
不眠時：ゾルピデム（マイスリー®）10 mg
不穏時：エチゾラム（デパス®）0.5 mg

フェンとオキシコドンにてコントロールを開始しています．入院後も食欲不振は続き，補液を開始しています．最初傾眠がちでしたが，丁寧にエピソードを追うと，夜間に疼痛の訴えがあったり，中途覚醒を繰り返していたようです．5日目には見当識の障害や焦燥感の増悪があり，6日目には携帯電話が操作できなくなっているなど注意の持続が難しい印象を受けます．興奮も認め，見当識障害も強い（家族の顔もわからない）状態です．症状は夕方に増悪していることから日内変動もうかがえます．

以上のことから，注意の障害があり，日内変動を認め，見当識の障害を伴うこと，また入院前には特に認知機能障害を疑うエピソードがないことと合わせて，せん妄を強く疑います．おそらく，入院2〜3日目から閾値下のせん妄（前駆状態）であったと疑いますが，病棟では気付かれなかったようです．

● **原因の検索**

せん妄と判断すると，次にその原因を探索します．

まず，背景となる器質因子をみていきますと，70歳以上の年齢がリスク因子としてあがります．

次に誘発因子を検討します．疼痛と点滴（身体抑制）が経過から指摘できます．疼痛は，コントロールを図っていますが傾眠がちであり，十分に緩和が図れているのかはっきりしません．あわせて，便秘がないかは確認します．輸液については1日1,000 mLを100 mL/時で滴下しています．夜間の輸液はしていないため，中途覚醒の要因としては影響は少ないと判断します．

直接因子については，バイタルサインからは頻度の高い脱水の関与を疑います．実際，血液生化学で高Ca血症を認めますので（表2），高Ca血症を主因に食欲不振がからんだ脱水が想定できます．また，薬剤では，

表2 血液生化学（入院5日目）

WBC 10,600，RBC 250，Hct 23.6，Plt 24万
CRP 6.5
Na 132，K 4.8，Ca 14.5（補正 16.3）
BUN 60.5，Cr 2.2
TP 6.5，Alb 2.2
AST 12，ALT 18，γ-GTP 40，LDH 168，T-bil 0.3
Glu 92

オキシコドンを開始しています．モルヒネほどではありませんが，関連性は否定できません．感染についても検討します．具体的には，呼吸器（傾眠がちの場合に多い誤嚥）や尿路感染，褥瘡を確認していきます．

以上をふまえますと，

> 高Ca血症と脱水を主な要因とし，薬剤（オキシコドン）の関与を疑うせん妄．背景に高齢（70歳以上）がリスク因子としてあり．感染の関与は要検討

と整理できます．

対応 のポイント

原因が整理できますと，対応の方向性も見えてきます．

❶ 身体治療

直接因子が脱水です．特に高Ca血症がありますので，かなりの輸液をし，**Caを下げること**を優先します．高Ca血症の原因に乳がんの関与が疑われますので，ビスホスホネート製剤の使用もあわせて検討します．

薬剤については，オキシコドンをどうするか，を検討します．この症例のように，せん妄の時には自覚症状の聴取が難しくなるため，評価困難となる場合がしばしばあります．客観的な観察（表情や体位，自律神経症状）を病棟スタッフと共同で評価を続けます．オキシコドンやモルヒネを使用している場合，どうしても抗コリン作用を伴いますのでそのまま継続をするか，フェンタニルに切り替えるか（オピオイド・スイッチング）は迷うところです．内臓痛や神経障害性疼痛がある場合には，

制御しやすいオキシコドンやモルヒネを継続する選択もあります．一方，眠気が出ることを嫌い，切り替えるのも方法です．疼痛の性状と今後の疼痛コントロールの見通し（療養場所と使用する薬剤）を判断材料として選択します（フェンタニルを用いる場合，貼付剤になりますので，本人や家族が適切に使用できるかがポイントです）．

感染については，日中に傾眠があれば誤嚥に注意をします．脱水の場合，尿路感染のリスクは高まりますので，性状の変化は最低限確認を続けます．褥瘡も臀部を中心に病棟スタッフと共同で確認をしたいところです．

❷ 多職種で連携したケア

せん妄への対応を進めるうえで，多職種による連携は欠かせません．疼痛の評価と対応，感染予防もありますが，昼夜のリズムをつけるための工夫（離床を促す，リハビリテーションの導入）も検討します．

❸ 薬物療法

上記のように，せん妄への対応は，原因の同定とその除去にあります．特に脱水の場合は，補正をすることでかなり早期に改善が望めます．ただし，睡眠覚醒リズムが乱れている場合や注意障害が著しく苦痛が強い場合，興奮が強い場合には，抗精神病薬の併用を検討していきます．特にこの症例の場合には，睡眠覚醒リズムの乱れがありますので，その改善を目的にクエチアピン（セロクエル®）の少量併用（12.5〜25 mg/日）からの開始は脱水の補正と症状の改善の程度を見つつ，併用を考えます．

第4章 引用文献

1) AHMAC Clinical Practice Guidelines for the Management of Delirium in Older People
2) National Institute for Health and Clinical Excellence. Delirium – Quick reference guide
3) NICE. Delirium: diagnosis, prevention and management. London: National Institute for Health and Clinical Excellence (NICE), 2010
4) Barr J, et al：The methodological approach used to develop the 2013 Pain, Agitation, and Delirium Clinical Practice Guidelines for adult ICU patients. Crit Care Med, 41（9 Suppl 1）：S1-15, 2013
5) Towne AR, et al：Prevelence of nonconvulsive status epileptic us in comatose patients. Neurology, 54：340-345, 2000
6) Wengs WJ, et al：Ifosfamide-induced nonconvulsive status epilepticus. Arch Neurol, 50：1104-1105, 1993
7) Breitbart W & Alici Y：Agitation and delirium at the end of life："We couldn't manage him". JAMA, 300：2898-2910, 2008
8) Schneider LS, et al：Risk of death with atypical antipsychotic drug treatment for dementia: meta-analysis of randomized placebo-controlled trials. JAMA, 294：1934-1943, 2005
9) Huybrechts KF, et al：Differential risk of death in older residents in nursing homes prescribed specific antipsychotic drugs: population based cohort study. BMJ, 344：e977, 2012
10) Elie M, et al：A retrospective, exploratory, secondary analysis of the association between antipsychotic use and mortality in elderly patients with delirium. Int Psychogeriatr, 21：588-592, 2009

第5章 終末期のせん妄とは？

1. がん終末期のせん妄の評価

　予後が数日から数時間と見積もられる終末期ではおよそ90％の患者がせん妄状態を経験すると見積もられています[1, 2]．この時期のせん妄の多くは死の過程に重なることが多く，完全な回復が困難な場合が多くあります．このような状態を総称して終末期せん妄と呼ばれることもあります．

　終末期においては，せん妄の症状コントロールが不良であることを理由に緩和ケア病棟や一般病棟に入院することも非常に多いです[3]．終末期において，せん妄はその有症率が高いことに加えて患者が家族とコミュニケーションをとる機会を奪うことで，患者の療養生活の質を著しく下げ，家族へ強い精神心理的苦痛を与えます[4]．せん妄の症状のコントロールは，終末期のケアの質に直結をしており，適切な対応が必要となります．しかし，注意力の回復を目標にして薬物療法を実施すると，抗精神病薬の薬効よりも鎮静作用が前面に出てしまう場合もあります．そのような場合には，包括的なアセスメントをチームで行い，治療の目標を検討することが重要です．

　ここでは，特に詳しい検討がなされているがんの終末期についてまとめていきたいと思います．

1　終末期せん妄と終末期患者のせん妄

　臨床でしばしば，終末期せん妄（terminal delirium）と終末期のせん妄（delirium in terminally ill patients）が混同されますのでまず注意をお願いします．

　終末期せん妄は，緩和医療において慣用で用いられている用語です．

正確な定義はないものの，教科書や論文で述べられている点を総合しますと，**死亡前24〜48時間の状態で，腎不全を含む不可逆的な多臓器不全の状態や，不可逆的な代謝性障害を生じ，全身状態の改善が困難となった結果，改善の見込みのなくなったせん妄**を指します[5, 6]．

一方，終末期患者のせん妄は，**終末期（おおよそ予後が6カ月以内）と見込まれる患者において生じたせん妄**を指します．終末期のせん妄は，下に述べるように原因を同定し改善を図ることが可能なため，その原因の正確な探索が重要となります．

1) 実態

抗がん治療で入院中のがん患者では約18％にせん妄が，緩和ケア病棟入院時では42％にせん妄を認めたとの報告があります[1]．在宅でもせん妄の発症率はほぼ同程度と見積もられます．海外のデータではありますが，在宅緩和ケアプログラム導入時のせん妄発症率は28％であったとの報告があります．

2) 原因

終末期のせん妄であっても，治療方針は，その原因を同定し除去することに変わりはありません．終末期のせん妄でも90％以上は原因を同定することが可能であり，薬物や脱水，電解質異常，低酸素などの頻度が高いとの報告があります[1]．特に薬剤では，オピオイドとベンゾジアゼピン系薬剤，ステロイドの関与が知られています．また，経験的には，H2ブロッカーや抗ヒスタミン薬，抗てんかん薬（鎮痛補助薬）も関与が疑われますので合わせて検討します[7]．

3) 終末期のせん妄でも原因を検索するのは何故か

終末期のせん妄においても，回復の可能性があるからです．Lawlorらは，緩和ケア病棟入院時のせん妄の原因を検索・治療し，その49％が回復したと報告しています[1]．Moritaらも同様の調査を行い，20％が回復したと報告しています[8]．どちらにおいても薬剤が関係するせん

妄は薬剤の中止・漸減・変更による回復の可能性が高く，回復の可能性の高い原因を見落とさないことが重要です．

通常，せん妄が目立ってくるのは，予後1カ月程度と見込まれるあたりからです．注意をしてみると，せん妄が増悪・寛解を繰り返しつつ，徐々に不可逆的なせん妄に移行していきます．

一方，予後が数カ月見込まれる時期では，せん妄の原因に多発性脳転移やがん性髄膜炎，腫瘍随伴症候群，腫瘍による凝固異常に併発した脳梗塞等が関連する場合があります．通常の全身検索に加えて，神経学的所見にも注意を払うなど，より密な検索を心掛けます．

4）治療可能な原因を探ることが重要

繰り返しになりますが，あえて指摘しておきたいことは，終末期であってもせん妄の治療可能性は十分に残されている点です[5, 9]．過去の研究から，おおよそ50％は症状の改善が図れると想定されます[1, 10]．

2 対応のポイント

1）予後の評価

終末期のせん妄の対応が通常のせん妄への対応と大きく異なる点は，**まず予後を評価したうえで治療の方向性を探る点**にあります．

ここは，がんと非がん（がん以外の終末期の状態）では予後予測が異なり，特にがんの経過は，他の身体疾患と比較して経過を予測しやすいのが特徴です．そのため，いくつかの指標を用いることで，予後の見通しを立てることが可能となります．例えば，予測尺度の1つであるPalliative Prognostic Index（PPI）では，予後3週間を感度83％，特異度85％で予測することができます[11]．

このように予後を予測したうえで，せん妄の原因を推定し，どのような対応が可能かを検討し，治療のゴールを立てます．この場合の治療のゴールは，①単にせん妄の改善の有無だけではなく，②療養場所の選定

についても合わせて検討します．その理由は，終末期の療養生活の質には，症状コントロールの良否だけではなく，療養場所（具体的には希望があれば在宅で療養できるように調整を図る）自体が大きく影響するからです．

ともすれば，「せん妄が完全に回復しなければ在宅移行は困難」と病院のスタッフは判断しがちです．たとえ，注意力が24時間完全に維持することは難しいにしても，ある程度昼夜のリズムを薬物療法で維持することは可能です．家族の希望と介護力があれば，定期的なせん妄のモニタリングをしつつ在宅療養を維持することはできます．患者・家族の希望を確認しつつ，訪問看護ステーションや在宅医と丁寧な連携を心掛けます．

2）原因の検索

予後を評価したうえで，次にせん妄の原因を評価します．この時期にはせん妄の原因が複数想定されることが一般的です．主因を同定することが難しい場合もあります．

終末期のせん妄においても，主要な原因は，オピオイドや脱水，薬物（主に，ベンゾジアゼピン系薬剤とステロイド）です[1, 8, 12]．例えば，終末期のがん患者において，倦怠感の緩和を目標にステロイドを使用した際にせん妄が生じる場合もあります．その場合は，症状緩和の可能性と今後の見通しをチームで検討し，治療の優先順位（たとえば，倦怠感がとれることが期待できるのであればステロイドを継続します．もしもステロイドの効果が期待しづらい状況であれば，ステロイドを中止し，せん妄をコントロールして昼夜のリズムをつけることを優先します）を決定します．

第5章 終末期のせん妄とは？

2. 終末期のせん妄の治療

1 治療と療養場所の相談

　終末期であっても，まず一度はせん妄の治療可能性を念頭に置いて治療を進めていきます．

　また，終末期においては，療養生活の質を大きく決定する要因として「どこで療養するか」という問題もあります．せん妄が完全に回復しない場合に，せん妄症状の完全なコントロールを目指すよりも，多少不完全でも家族が在宅で介護をする希望があるならば，家族の介護負担（たいていの場合は昼夜逆転で，夜間に家族が休める環境を整えることになります）を評価しつつも，療養生活の質の高い在宅を選択することは有力な選択肢です．

　せん妄に対する薬物療法以外の介入も重要になります．看護スタッフが大きな働きをする領域ですが，チームで目標やケアの仕方を相談・統一しケアの一貫性を保つことや，多職種チームによる包括的なケアを提供することが重要です[13, 14]．

　特にこの時期の包括的なケアには，昼夜のリズムをつける，不快な音の少ない環境になるよう配慮をする，適切な栄養と水分管理，安定した睡眠，疼痛管理，社会活動の推奨があります[13]．

　老人病棟において，多職種協働ケアによるせん妄の発症予防や重症化予防が効果的であることは確固たるエビデンスですが，終末期のせん妄に対しては，発症予防，重症化予防の効果は残念ながら確認されていません．

　薬物療法の選択は通常のせん妄への対応と大きな違いはなく，抗精神病薬を主体とします．しかし，終末期では全身状態が不安定です．たと

えば消化管閉塞や誤嚥もあり，内服投与が困難な場合も少なくありません．基本は内服としつつも，注射薬の使用をにらみつつ調整をします．終末期には嘔気を伴う場合も少なくなく，その場合は制吐作用も期待して，オランザピン（ジプレキサ®）が好まれる傾向があります．過鎮静に注意をしながら使用します．注射薬もハロペリドール（セレネース®）が主体にはなりますが，精神運動興奮が強い場合には，クロルプロマジン（コントミン®）の点滴静注や皮下注，レボメプロマジン（ヒルナミン®）の皮下注を用います．

終末期においては，低活動型せん妄が比較的多いことも特徴です．低活動型せん妄に対する標準治療は確立していませんが，鎮静作用のほとんどないアリピプラゾールを推奨する意見もあります．

2 在宅療養を考えた薬剤選択

在宅療養を見越して薬物療法を選択する場合には，合わせていくつか考えたいポイントがあります．

①在宅療養を続けるための工夫
在宅でのせん妄を診る場合に，家族の負担も検討します．
せん妄で昼夜逆転があり，家族が一睡もできないと家族の介護負担が増し，在宅療養が困難になります．せん妄のコントロールを考えるのは当然のことですが，同時に家族が夜に休めるようにするための工夫が必要になります．

②薬剤投与の工夫
入院と異なり在宅では夜間の追加投与を行うことが難しいです（家族の負担になります）．入院と比較しますと，入院中に行うような少量の追加投与をしながら対応することは現実的ではなく，眠前に中・長時間の作用を狙った薬物選択を意識します．

具体的には，オランザピン（ジプレキサ®）など入眠作用も期待でき，かつ長時間作用型のため，選ばれることが多いです．

抗精神病薬での対応だけでは睡眠覚醒リズムの改善が難しい場合（入眠が難しかったり，中途覚醒が続いて，家族の介護負担が著しい場合）

には，部分的な症状緩和（睡眠の確保）を目的に，ベンゾジアゼピン系薬剤を抗精神病薬と合わせて用いることもしばしばあります．内服が可能であれば，短時間から中時間作用型の睡眠導入薬があります．また内服が困難な場合は，座薬でブロマゼパム（セニラン®）があります．

3 鎮静に関する判断

行いうるあらゆる方法を用いても，せん妄がコントロールできない場合に「患者の苦痛を緩和する」ことを目的に，意識を低下させる薬剤を用いることを「鎮静」と呼びます．

日常臨床においても「鎮静」と呼ばれる処置がありますが，その場合の多くは「精神運動興奮を鎮める」意味で用いられることが一般的です．ここで指す「患者の苦痛緩和」を目的におこなう緩和医療の「鎮静」とは異なります．

終末期では，症状緩和が難しい身体症状（強い倦怠感や呼吸困難など）と同様に，せん妄も対応が困難な症状の1つとしてあげられています[15]．

鎮静は，その様式と目標とする水準でいくつかに分けることができます．病状や苦痛の程度，本人の希望に応じて使い分けるようにします（表1）．

鎮静を実施することは，患者の意識レベルを下げ，人間的・社会的な生活を営むことを引き替えにして，著しく耐えがたい苦痛を緩和することになります．鎮静の実施に際しては，倫理的な妥当性を確認する必要があります．

表1 鎮静の分類

様式	持続的鎮静	中止する時期をあらかじめ定めずに，意識の低下を持続して維持する鎮静
	間欠的鎮静	一定期間意識の低下をもたらした後に薬剤を中止・減量して，意識の低下しない時間を確保する鎮静
鎮静水準	深い鎮静	言語的・非言語的コミュニケーションができないような，深い意識の低下をもたらす鎮静
	浅い鎮静	言語的・非言語的コミュニケーションができる程度の，軽度の意識低下をもたらす鎮静

4 対応のポイント

　実際には，耐えがたい苦痛をどの程度の鎮静で達成できるかを段階的に図りながら進めます．

　まず，倫理的な妥当性，患者本人の意思能力を評価します．

　そのうえで，患者と家族に間欠的または浅い鎮静を説明し，疑問や懸念を尋ね，そのうえで，間欠的な鎮静・浅い鎮静の希望があれば，まずは数時間単位での間欠的な鎮静で，その深度もうつらうつらや呼びかければ応答するレベル（コミュニケーションが確保できるレベル）で緩和ができるかどうかを探ります．

　一度鎮静を戻した後に，次の点を確認します．

①症状緩和が図れたのか
②鎮静の原因となった症状について再度治療方法を検討できないか
③他の症状・課題の有無，必要なケアの見直し
④患者・家族の気がかりや希望を再度確認

　そのうえで，予測される予後が短い（2週未満）こと，患者が耐えがたい苦痛を感じていること，専門家へのコンサルテーションを含め，とりうる限りの症状緩和を実施したことを多職種で複数の観点から確認し，患者より深い持続的鎮静の希望があれば，患者・家族の意思を繰り返し確認した後，持続的な鎮静を検討します．

　詳細は，日本緩和医療学会の「苦痛緩和のための鎮静に関するガイドライン」も合わせてご参照ください[16]．

5 患者・家族との相談

　終末期のせん妄において重要な課題の1つに，家族に対する支援があります．

　家族が終末期のせん妄をどのように体験しているのかを，がん患者の遺族を対象として検討した調査から，ほとんどの家族はせん妄を苦痛に感じていたこと，特に「患者とコミュニケーションがとれないこと」や

「患者の身の置きどころのなさ」に関しては80％以上が強い苦痛を経験していたことが明らかになっています．また，他のせん妄の症状である「思考力の低下」や「幻覚」「見当識障害」などについても半数以上の家族が苦痛を感じていました[17]．

医療者が意識をしたい点は次の2つです．

①注意力障害等によりコミュニケーションがとれなくなることを家族は非常に大きな驚きと恐怖をもって迎えている
②医療者は「幻視」や「妄想」などの目立つ精神症状が患者家族に苦痛を与えると考えがちであるが，家族にとって「見当識障害」や「思考力障害」などを呈する患者に接することも苦痛である

医療者はともすれば，終末期を迎えた患者と接することは，家族にとって初めての体験である，ということを忘れがちです．終末期せん妄をみて「今まで特に意識もせずにコミュニケーションがとれていた患者と，会話もままならなくなった」ことに直面した家族は，「患者の内面でどのようなことが起きているのか」，「どのようにしたら自分たちの気持ちが通じるのか」不安と困惑を覚えます．動揺する家族に対して，せん妄がどのような症状であるのかを説明するとともに，家族の気がかりを尋ね，接し方や家族ができることを支持的に説明し，負担の軽減に努めます（表2）．

表2 遺族が医療者に望むケア

	頻度
以前と同じように接する	94%
患者が何を言いたいかを理解するよう努める	88%
家族に思いやりを持って接する	86%
日々の起こりうる経過について説明する	86%
患者の主観的世界を否定することなく尊重する	83%
せん妄への対応について家族と相談する	75%
認知症やこころの病期ではないことを説明する	72%
家族とともにその場にいる	71%
話せるうちに，家族と会うことを勧める	68%
せん妄が広く生じうる事象であることを説明する	66%

文献18より引用

第5章 引用文献・参考文献

1) Lawlor PG, et al：Occurrence, causes, and outcome of delirium in patients with advanced cancer: a prospective study. Arch Intern Med, 160：786-794, 2000
2) Pereira J, et al：The frequency and clinical course of cognitive impairment in patients with terminal cancer. Cancer, 79：835-842, 1997
3) Cobb JL, et al：Delirium in patients with cancer at the end of life. Cancer Pract, 8：172-177, 2000
4) Ganzini L. care of patients with delirium at the end of life. Ann Longterm Care, 15：35-40, 2007
5) Moyer DD：Review article: terminal delirium in geriatric patients with cancer at end of life. Am J Hosp Palliat Care, 28：44-51, 2011
6) Candy B, et al: Drug therapy for delirium in terminally ill adult patients (review)：Cochrane Database of Systematic Reviews 2012, No.*CD004770
7) Brunnhuber K, et al：Putting Evidence Into Practice: Palliative Care. London , UK：BMJ Publishing Group；2008
8) Morita T, et al：Underlying pathologies and their associations with clinical features in terminal delirium of cancer patients. J Pain Symptom Manage, 22：997-1006, 2001
9) de Stoutz ND, et al：Reversible delirium in terminally ill patients. J Pain Symptom Manage, 10：249-253, 1995
10) Gagnon P, et al：Delirium prevention in terminal cancer: assessment of a multicomponent intervention. Psychooncology, 21：187-194, 2012
11) Morita T, et al：The Palliative Prognostic Index: a scoring system for survival prediction of terminally ill cancer patients. Support Care Cancer, 7：128-133, 1999
12) Breitbart W & Strout D：Delirium in the terminally ill. Clin Geriatr Med, 16：357-372, 2000
13) O'Mahony R, et al：Synopsis of the National Institute for Health and Clinical Excellence guideline for prevention of delirium. Ann Intern Med, 154：746-751, 2011
14) Inouye SK：Delirium in older persons. N Engl J Med, 354：1157-1165, 2006
15) Fainsinger R, et al：Symptom control during the last week of life on a palliative care unit. J Palliat Care, 7：5-11, 1991
16) 『苦痛緩和のための鎮静に関するガイドライン』（日本緩和医療学会緩和医療ガイドライン作成委員会／編），金原出版，2010
17) Morita T, et al：Family-perceived distress from delirium-related symptoms of terminally ill cancer patients. Psychosomatics, 45：107-113, 2004
18) Morita T, et al：Terminal delirium: recommendations from bereaved families' experiences. J Pain Symptom Manage, 34：579-589, 2007
19) NICE. Delirium: diagnosis, prevention and management. London: National Institute for Health and Clinical Excellence (NICE), 2010.
20) Moyer DD：Review article: terminal delirium in geriatric patients with cancer at end of life. Am J Hosp Palliat Care, 28：44-51, 2011

第6章 せん妄ケーススタディ 〜こんな時どうする？

1. 術後にせん妄を発症するリスクの高い患者

症例　70代男性．喉頭がんに対して喉頭全摘の予定で入院

　身長163 cm，体重52 kg．血圧146/88 mmHg，脈拍85/分（整）．血液生化学では，Hb 11.1 g/dL，Ht 32.0％と軽度の貧血を認めた以外は明らかな所見はない．周術期外来で行った認知機能検査ではMMSE 20/30（再生，逆唱，場所の見当識障害）と軽度の認知機能低下を認めた．術前の頭部CTでは，前頭葉中心に軽度の萎縮，基底核領域に梗塞像の散在，脳室周囲の低信号を認めた．

既往歴：脳梗塞（ラクナ）72歳
ADL：自立
IADL：外出はほとんど介助，金銭管理等は家族に任せている
飲酒：2合/日
喫煙：20本/日

評価 のポイント

　まずは周術期の典型的な症例からです．この方のせん妄のリスクはいかがでしょうか？　器質因子からせん妄のリスクを評価をしていきますと①70代と高齢であること，②脳梗塞の既往があること，脳室周囲の低信号を認め，脳内の虚血性病変が進行している可能性があること，③認知機能の低下（MMSE 20/30）を認めます．さらに，せん妄に関連するリスクとして④軽度ながらも貧血を認めること，⑤喉頭全摘の手術があげられます．NICEのガイドライン[1]を参照すると，65歳以上ということだけでハイリスクになります．実際，脳梗塞等の器質病変がある場合には，せん妄のリスクは十分に高いと判断することが重要です．

対応のポイント

せん妄を予防するためには，一見当たり前の対応を丁寧に積み重ね，リスクをコントロールすることが重要になります．

> ① 当たり前ですが，せん妄のハイリスクと認識し，定期的なせん妄症状の観察と早期発見のための意思統一
> ② 睡眠覚醒リズムを維持するために，夜間の睡眠の評価（ほぼ毎日飲酒をしているため，禁酒にした際の不眠のリスクがある）
> ③ 内服薬の整理，本人と相談し不眠時のベンゾジアゼピン系薬剤の中止あるいは減量，切り替え
> ④ 脱水予防のために水分，食事量の管理
> ⑤ 術後の輸液指示への配慮（安定したら夜間点滴は早めに中止する）
> ⑥ 疼痛管理の徹底
> ⑦ 日中の過度の安静を避ける，教育，セルフケア指導（認知機能が低下していますので理解・対応できるかを含めて）
> ⑧ 本人，家族へのせん妄に関する情報提供

が用意すべきポイントになります．

Point
漏れのないアセスメントをする．特に認知機能の評価は重要

参考文献
1) NICE. Delirium：diagnosis, prevention and management. London：National Institutefor Health and Clinical Excellence（NICE），2010

第6章 せん妄ケーススタディ～こんな時どうする？

2. 睡眠導入薬を内服している患者

症例 70代女性，胃がんに対して胃全摘の手術予定で入院

既往歴：高血圧，高脂血症，TIA

現病歴：高血圧にて近医内科通院中．市の健康診断を受けたところ，内視鏡検査にて上記診断を得て，手術目的にて紹介となった．MMSEは17/30と軽度認知症（再生，逆唱の失敗）であった．持参薬を確認したところ，通院中の内科より睡眠導入薬トリアゾラム（ハルシオン®）と不眠時としてエチゾラム（デパス®）が処方されていた．本人に確認したところ，寝つきがよくないために，この3年ほど毎日内服していたとのことであった．「入院して枕が変わると眠れなくなり不安になる．続けて飲ませてほしい」との訴えがあった．

評価のポイント

　睡眠導入薬は入院患者の3割で使用されているほど一般的な薬剤です．ベンゾジアゼピン系薬剤は睡眠導入薬，抗不安薬の大半を占めます．入院時に起こるせん妄の3大原因は，感染と薬剤，脱水であり，特にベンゾジアゼピン系薬剤はその主要な原因です．治療前の安定している状態であれば，せん妄を誘発するリスクは比較的少ないといえますが，70代と高齢であること，TIA（一過性脳虚血発作）の既往であること，MMSEでは認知機能が低下していることをふまえますと，せん妄の器質因子を抱えたハイリスクです．リスクを抱えて術後を迎えた場合に，ベンゾジアゼピン系薬剤を内服することはせん妄を発症するリスクが高いと言わざるをえません．

対応のポイント

せん妄の予防は地道なリスクの評価と対応です．特にこの症例では常用をしていた睡眠導入薬をどのように扱うかがポイントになります．

① 睡眠導入薬を続けるか
　まずは常用しているベンゾジアゼピン系薬剤を入院後も続けるかどうかです．評価のポイントにまとめましたとおり，高齢ならびに境界域の認知機能がありせん妄の器質因子を認めます．せん妄のリスクは高いと判断し，ベンゾジアゼピン系薬剤は減量すべきと考えます．
② 不眠にはどのように対応するか
　次のポイントは不眠にどのように対応するかです．不眠は患者の療養生活の質（QOL）に直結しますし，また不眠が続くことで睡眠覚醒リズムが乱れるとそれもまたせん妄のリスクになります．少なくとも，何らかの睡眠リズムを維持する対応が望ましいでしょう．

本症例の場合，トリアゾラム（ハルシオン®）を常用しています．トリアゾラム（ハルシオン®）はベンゾジアゼピン系薬剤であり，せん妄のリスクが高い場合にはベンゾジアゼピン系薬剤一般を避けることが無難です．特に臨床経験上，超短時間型−短時間型睡眠導入薬〔ゾルピデム（マイスリー®），トリアゾラム（ハルシオン®），ブロチゾラム（レンドルミン®）〕，同じく睡眠導入薬として頻用される抗不安薬〔エチゾラム（デパス®）〕などは中止をしたほうがよいです．

かといって不眠のまま患者を放置するわけにもいきません．せん妄のハイリスクと判断された場合，催眠作用をもつ抗精神病薬を選択します．

① クエチアピン（セロクエル®）25 mg　0.5錠〜1錠　1日1回　寝る前
② オランザピン（ジプレキサ®）錠　2.5 mg　0.5錠〜1錠　1日1回　寝る前
③ クロルプロマジン（コントミン®）12.5 mg　0.5錠〜1錠　1日1回　寝る前

memo　一般的に通常使用量の睡眠導入薬でせん妄が生じる場合，高齢や脳梗塞の既往などの器質因子，感染の合併など他の要因が重なっているこ

とが多いです．

> **Point**
>
> せん妄ハイリスク状態にベンゾジアゼピン系薬剤を漫然と投与することは御法度！
> - せん妄ハイリスクを見逃し，ベンゾジアゼピン系薬剤を継続で指示してはいけない
> - せん妄ハイリスクの患者への不眠時指示にゾルピデム（マイスリー®），トリアゾラム（ハルシオン®）は避ける

参考文献
1) Gaudreau JD, et al：Association between psychoactive medications and delirium in hospitalized patients：a critical review. Psychosomatics, 46：302-316, 2005

第6章 せん妄ケーススタディ 〜こんな時どうする？

3. 術後せん妄：ルート抜去をした患者

症例 80代男性　食道がん　食道抜去，3領域郭清，直腸再建

既往歴：高血圧，糖尿病

病歴：半年前からの体重減少と嚥下時の違和感があり，近医内科を受診したが風邪と言われ経過をみていた．2カ月経っても症状が改善せず，嚥下時につかえが生じたため消化管内科を受診．内視鏡検査にて食道がんを指摘され，切除目的で入院となった．手術は無事終了したが，術後より安静が保てず，手足をばたつかせルートやドレーンを触わり，抜いている状態を発見された．脈拍 94/分，血圧 120/78 mmHg，SpO_2 92％（O_2 3 L/分），体温 37.2℃

飲酒：日本酒3合/日

喫煙：30本/日

評価 のポイント

術後せん妄は，臨床でもっとも経験されるせん妄ではないでしょうか．

術後せん妄の発症する要因は，基礎疾患や術式にもよります．手術に関連する要因には以下の要因があります．

① 手術による身体への侵襲：侵襲の大きい（開胸，開腹術，大腿骨頸部骨頭置換術）術式のほうがせん妄のリスクが高い
② 術中術後の低血圧，低酸素血症
③ 強制的な安静臥床
④ 疼痛
⑤ ルート，バルーンの留置，拘束

術後せん妄を発症した場合，通常の準備因子，直接因子の検索に加えて，上のような手術関連の要因を評価していきます．

対応のポイント

術後せん妄への対応のポイントは，**せん妄を早期に発見し，早期に対応する**ことに尽きます．

まず，当たり前のことですが，せん妄を疑った場合に，その直接因子（身体要因）を早急に検索します．特に緊急対応を要する以下の3点は確実に評価します．

① 感染：創部の確認，バイタルチェック，血液生化学，CT等
② 出血・脱水：血圧・尿量等再確認，バイタルチェック，血液生化学
③ 血栓（脳梗塞，肺梗塞）：血圧，神経学的所見，頭部CT・MRI

直接因子（身体要因）の検索で疑われる原因を同定し，治療を開始します．あわせて，せん妄の治療を開始します．

対応は，

① 原因検索とその治療
② せん妄に対する薬物療法
③ 術後の安全確保のための対策の必要性の判断

の3点を中心に考えます．

①・②では，原因検索を進めつつ，抗精神病薬を用いた薬物療法になります．選択は，①経口投与が可能かどうか，②避けるべき有害事象は何か，を意識します．

● **経口投与不可能の場合（たとえば消化器腫瘍での切除後やイレウスなど）**

① ハロペリドール（セレネース®）の点滴静注を中心に考慮（1～2A）
② 興奮が著しい場合，
・呼吸抑制のリスクが少ない場合には，ハロペリドール（セレネース®）にフルニトラゼパム（ロヒプノール®，サイレース®）を併用

・循環動態のリスクが少ない場合，クロルプロマジン（コントミン®）の点滴静注（保険適用外）

● **経口投与可能の場合**

　非定型抗精神病薬の投薬を検討します．

　① リスペリドン（リスパダール®）
　② クエチアピン（セロクエル®）
　③ オランザピン（ジプレキサ®，ジプレキサ ザイディス®）

● **術後の安全確保の必要性の判断**

　上記の対応をしつつ，せん妄の改善が認められれば，治療を継続しながらモニタリングを続けます．しかし，精神運動興奮が著しい場合や人工呼吸管理をしている場合，あるいは複数のルートがある場合では，安静が保てないと安全を確保できない場合があります．その場合は，デクスメデトミジン（プレセデックス®）の持続静注を考慮します（呼吸管理が可能なセッティングで）．

　せん妄に対する拘束ですが，拘束自体がせん妄の増悪因子であり，拘束することでせん妄が遷延するリスクがあります．やむをえない場合を除き，拘束は避けることが原則です．

> **Point**
> 　せん妄に対する拘束は原則としてしない（拘束自体がせん妄の増悪因子である）．せん妄が出現した場合，全身状態の検索を怠らないこと．

第6章 せん妄ケーススタディ 〜こんな時どうする？

4. 家に帰るといって指示を聞かない

症例　70代の男性，脱水と誤嚥性肺炎が重なり入院中

　抗生剤にて治療を開始している．入院初日，4日目くらいには解熱し，喀痰も減り，落ち着いてきた．しかし，5日目になり点滴を抜こうとしたり，つじつまの合わない言動が目立ち始めた．夕方になるとさらに激しくなり「閉じ込められる，おーい，おーい」と叫び，枕を持って「大事なものが盗まれるから家に帰る」と言って興奮をはじめた．

対応のポイント

　せん妄や認知症の行動心理症状（BPSD）としてもよく見かける症状です．ちょうど夜勤帯に移る時間で人手も少ないため，対応に難渋することも多いです．

　このような症状がある場合に「本人が家に帰りたがっているから」と退院を指示したり，「せん妄はストレスだから退院すれば治る」と家で看るよう家族に説明する医療者がときどき見受けられます．しかし，これはせん妄が身体的な負荷から生じる症状であることを考えれば，急変のリスクがあり非常に危険であり，退院させて何かあった場合に責任問題になります．かつ，認知症のBPSDと異なり環境的な不適応が主因ではありませんので，家族にも負担をかけます．特に，昼夜を問わずせん妄に付き合わざるをえない家族の負担は非常に重く，疲弊をしてしまい結局再入院となる，二度と自宅ではみたくないと家族が拒否をする場合もあります．最終的には，在宅療養の道が閉ざされ，本人にも家族にも不幸な結果を招きかねませんので，家に移す場合には慎重に検討する必要があります．

興奮する患者への具体的な対応については**第6章-5**にゆずりますが，大事なことは次の3つであり，チームで進めていきます．

① まず興奮している場合，背景にせん妄などの身体的な要因がないかどうかは必ず確認をする
② せん妄であれば，安全を確保しつつ，患者の不安を軽減する働きかけをする
③ 早期対応をすすめる

Point

- せん妄は身体疾患の症状である．患者が興奮しているからと，身体評価をしない理由にはならない
- 「ストレスが原因だから」家に戻れば治るとの誤解しない

第6章 せん妄ケーススタディ〜こんな時どうする？

5. 興奮する患者

症例 70代男性．血管性認知症の既往がある

　脱水と誤嚥性肺炎があり，治療目的で入院している．夜間になり「みんなで俺をだまそうとしている」とおびえながらも椅子を振りあげ，スタッフを威嚇したため，対応を求められ当直医にコールが入った．

　当直医が近づくと「お前は誰だ！ 近づくな！ 壊れる！ 壊れる！」と追い払うような仕草を繰り返している．

対応のポイント

　興奮する患者に対して，どのように接すればよいのか，重要でありながら実は対応方法を学ぶことが少ない場面ではないでしょうか．

　大事なことは，どのような対応にも通じる当たり前のことですが「お互いに傷つかずに納めること」が基本です．そのためには次のことを確認します．

①まず安全を確保する
②1人で対応をしない
③最低限安全を確保したうえで，患者の周囲に危険なものはないか（どこからともなくはさみが出てきたりしますよね），患者の安全は確保されているのかを確認

　そのうえで，患者の不安を鎮めるように働きかけながら対応を進めていきます．

　基本は複数の人で対応しながら，低く，ゆっくりとした口調で声をかけていきます．大事なことは，興奮を助長するような声はかけないことです．

また，患者に近づく場合には次の点に注意します．

① 必ず避難経路を確保してから近づく
② 正面から近づくと威圧感を感じて不安になる患者もいるので，側面から近づく
③ ひそひそ声で秘密の話をするように，静かに話しかける

ときどき，「緊張を解くために笑ってはどうか」と質問されることがありますが，せん妄の場合，注意障害があるため，周りが笑ったとしても，その理由を本人はつかむことが難しく，逆に周囲の反応が十分につかめないために不安になり，かえって興奮を助長しかねない懸念があります．基本的には，笑ったり怒ったりといった表情はひかえ，ニュートラルな表情で対応するのが無難です．

Point
興奮する患者に接する場合，
・一人で対応しようとしない
・興奮をあおるような対応をしない
・ゆっくり，小さな声で接する

参考文献
1) 『身体拘束・隔離の指針−日本総合病院精神医学会治療指針3』（日本総合病院精神医学会教育・研究委員会／編），星和書店，2007

第6章 せん妄ケーススタディ 〜こんな時どうする？

6. セレネース®が効かない

症例 60代男性，胃がんに対して胃全摘を施行した

　アルコールを毎晩3合，40年ほど続けているとの情報がある．術後1日目夕方より「景色がどんどん流れていく．怖い．飛行機から降ろしてくれ！」と騒ぎ，ベッドから飛び降りようとする行為があり，セレネース®1Aを点滴静注したが，全然興奮が治まらない．再度1Aを繰り返し，合計6回施行したが全然治まる気配がない．「セレネース®って全然効かないし意味がないのでは？」と病棟スタッフのつぶやきも聞こえる…

対応のポイント

　せん妄にハロペリドール（セレネース®）が標準治療薬とガイドラインには書かれている一方，興奮が強いせん妄に対して，いくらセレネース®を使っても興奮は治まらないし寝ないし効かないとの印象をもっておられる医療者も多いのではないでしょうか．

　このガイドラインと臨床との格差を感じる理由は，治療のターゲットが何か，というところにあります．セレネース®は，せん妄の注意障害など認知機能障害を改善することを目的に使用しています．セレネース®自体は，興奮を静める鎮静効果は弱く，興奮を静めることを目的に使用するには不向きです．あわせて，催眠作用も弱く睡眠リズムを作ることを目的には合いません．とくに，セレネース®の注射剤は高用量のため，どうしても繰り返し投与を行うことになり，気がついたら大量投与をしてしまい翌朝過鎮静になってしまった，という事態を招いてしまいます（セレネース®の注射剤の血中ピーク期は数十分のオーダーです．注射をして寝たと思ったら30分後にはむっくり起きあがってきた，

仕方なく5回，6回と繰り返している，という誤った使い方が行われがちです）．

　このように，興奮が強い場合には，セレネース®を2回以上使用したとしても，臨床上興奮が静まることは期待できません．鎮静（興奮を静める）が必要な場合には，

① セレネース®から，クロルプロマジン（コントミン®）の点滴静注に切りかえる（保険適用外）
　⇒1A 10 mgと25 mgのサイズがある．おおよそ10 mgを生食100 mLに溶いて，1時間程度を目安にゆっくりと点滴静注をする．

あるいは

② セレネース®にベンゾジアゼピン系薬剤〔たとえば，フルニトラゼパム（サイレース®）やミダゾラム（ドルミカム®）〕を併用して鎮静効果を強めて使用する
　⇒たとえば，セレネース®1A＋サイレース®0.25〜0.5A＋生食100 mLを1時間ペースで点滴静注

などを検討します．

> **Point**
> 　繰り返しになるが，せん妄への対処は火事と似ている．燃え上がる前に対応をするのがポイントである．
> 　セレネース®など抗精神病薬のターゲットは注意障害の改善や幻覚・妄想の改善であり，興奮を静めることではない．特にセレネース®は鎮静効果が弱いため，興奮を静めたいと思って使用すると，大量投与を招き，過鎮静や不整脈の誘発やパーキンソン症状などの有害事象を生じやすい．最大で3，4A程度までに留める．

第6章 せん妄ケーススタディ 〜こんな時どうする？

7. 寝てくれない

> **症例** 70代男性，S状結腸がんに対して切除術を施行した
>
> 　術後より，焦燥感が強く，見当識障害が続いている．せん妄を疑い，リスパダール® 内用液1 mLを1日1回寝る前に続けているが，夜間の興奮が強く，叫んだり物を投げたりが続いた．やむをえずリスパダール® 内用液を1 mgずつ追加しているが，興奮は治まらない一方，朝になるとやや過鎮静な様子で呂律が回らない．

対応のポイント

　内服であればリスペリドン（リスパダール®），注射薬であればセレネース® を使用した場合によく受ける相談です．

　リスパダール® は，鎮静作用が他剤に比べて弱いこと，また活性代謝産物（9-ヒドロキシ・リスペリドン）の半減期が，高代謝群で約20時間，低代謝群で30時間と非常に長いという特徴があります．そのため，興奮が強いせん妄に対して，催眠導入や鎮静を期待して用いると，鎮静作用が弱い分どうしても過量投与になりがちで，また，投与を繰り返すことで翌日に持ち越してしまう問題を生じがちです．

　では，どのように考えるとよいでしょうか．そのためには，抗精神病薬のプロフィールを知り，使い分けを工夫すると方向性がみえてくるかと思います．すなわち，せん妄に対する抗精神病薬の効果は，薬剤の種類によらずほぼ同等ですが，これはせん妄の注意障害，見当識障害などの認知機能障害に対する治療効果がほぼ同等ということを意味し，興奮を鎮める効果（鎮静作用）とは異なります．

　たとえば，興奮が強く睡眠覚醒リズムの障害が著しい場合には，鎮静

作用・催眠作用の強いクエチアピン（セロクエル®）やオランザピン（ジプレキサ®）を用いるほうが，より少量で夜間の睡眠を回復させ，興奮を鎮めることがしやすいです．臨床では，高齢者で昼夜逆転や夜間の興奮が目立つ場合には，半減期の短めのセロクエル®が好まれる傾向があります．

> **Point**
> - 抗精神病薬のプロフィールは薬剤により異なる．せん妄に対する治療効果はどれも同じだからと一律に対応をするのではなく，特に強い症状や背景因子を検討し，その症状に応じた使い分けを考える．
> - 興奮が強い，睡眠覚醒リズムの障害が目立つ（夜間不眠）：セロクエル®，ジプレキサ®
> - 幻視や妄想などが目立つ：リスパダール®

参考文献
1) 『病棟・ICUで出会うせん妄の診かた』（八田耕太郎，岸 泰宏／編），中外医学社，2012

第6章 せん妄ケーススタディ 〜こんな時どうする？

8. 抗精神病薬を使ったら せん妄が悪化してしまった

症例　70代男性．脱水と誤嚥性肺炎を合併し治療目的で入院

　抗生剤投与と脱水の補正を開始したところ，21時頃より焦燥感が強まり「職場で会議がはじまる．自分が行かないと大変なことになる」と病棟から出て行きそうになり，慌てて看護師が止めることを繰り返した．興奮が強いため，ジプレキサ®2.5 mg 1錠を内服させたところ，呂律が回りにくくなった一方，興奮はますます強まり「みなが俺をだましている！警察を呼べ！」と叫びだした．

対応 のポイント

　せん妄に対して抗精神病薬を投与したところ，逆にせん妄が増悪したようにみえるケースです．抗精神病薬ってせん妄の治療薬なのにどうしてひどくなるの？と不思議に思われるかもしれません．

　せん妄を治療するために抗精神病薬を使用したにもかかわらず，せん妄を悪化させてしまう現象は奇異性反応（paradoxical effects, paradoxical agitation）と呼ばれ，いくつか報告されています．奇異性反応は，以前はフェノチアジン系抗精神病薬で，最近ではオランザピン（ジプレキサ®）に関連して報告があります．この反応を生じる原因は，完全には明らかにされていませんが，フェノチアジン系抗精神病薬もジプレキサ®も，ともに抗コリン作用〔ムスカリン（M1）受容体阻害作用〕をもつために，逆にコリン系神経伝達を阻害し，その結果せん妄が増悪したとの機序が考えられています．また，この反応の一部に抗ヒスタミン作用がかかわるのではないかともいわれています．

　このような奇異性反応が避けられるか，予防できるかが検討ポイント

にあがりますが，抗精神病薬はどの薬剤も多かれ少なかれ抗コリン作用をもつことから，このリスクを避けることは困難です．また，抗精神病薬以外の治療薬として，トラゾドン（レスリン®，デジレル®）ではどうかとの意見もあります．しかし，トラゾドン自体抗コリン作用はほとんどないものの，中等度の抗ヒスタミン効果をもつため，薬理学的にはリスクを避けることは難しいと思われます．

　現実的な対応として，せん妄に対して初回投与をする場合には，慎重に少量から開始をすること，そのうえで，もしも奇異性反応が生じた場合には抗コリン作用の比較的強いジプレキサ®は避け，抗コリン作用の弱いリスペリドン（リスパダール®）やハロペリドール（セレネース®），ペロスピロン（ルーラン®）などに切り替えることを考えるのがよいでしょう．

> **Point**
> 　せん妄を治療するために抗精神病薬を用いた結果，逆に症状が悪化する場合がある（奇異性反応）．
> 　背景には，抗精神病薬の抗コリン作用が疑われているため，生じた場合には，抗コリン作用の弱い抗精神病薬（リスパダール®など）へ切り替えを考える

参考文献
1) Breitbart W, et al：An open trial of olanzapine for the treatment of delirium in hospitalized cancer patients. Psychosomatics, 43：175-182, 2002
2) Morita T, et al：Olanzapine-induced delirium in a terminally ill cancer patient. J Pain Symptom Manage. 28：：102-103, 2004
3) Szymanski S, et al：Anticholinergic delirium caused by retreatment with clozapine. Am J Psychiatry, 148：1752, 1991
4) Wilkins-Ho M & Hollander Y：Toxic delirium with low-dose clozapine. Can J Psychiatry, 42：429-430, 1997
5) Tavcar R & Dernovsek MZ：Risperidone-induced delirium. Can J Psychiatry, 43：194, 1998

第6章 せん妄ケーススタディ〜こんな時どうする？

9. 過鎮静？

> **症例** 60代女性．進行肺がん（腺がん）にて分子標的薬を内服
>
> 外来治療中だったが徐々に全身状態が悪化し，胸水貯留と呼吸困難，食欲低下，全身倦怠感が増悪し入院となった．入院後，せん妄状態が出現したため，クエチアピン（セロクエル®）25 mg，夜間にさらに25 mgを追加したところ入眠した．しかし，翌朝，食事の時間になっても寝ているため過鎮静が疑われ，担当医にコールがあった．担当医が慌てて減量を指示したところ，その晩また興奮をはじめた．よくよく夜勤帯の看護師に確認したところ，セロクエル®を追加しても寝なかったので，そのまま経過観察をされていて，睡眠リズムの乱れがそのまま残っていたことが明らかになった．

対応のポイント

臨床において，せん妄に対する抗精神病薬のプロフィールを合わせ，必要量を設定する作業は個別性が高く担当医を悩ませます．

まず，抗精神病薬を選択，投与量を決める段階で，何を重要視するか目標をしっかりと定めることが重要です．たとえば，急性期病棟で誤嚥や転倒のリスクを重要視するのであれば，できるだけ過鎮静は避ける方向で，半減期は短め，鎮静作用は弱めの薬剤を選択していきます．一方，在宅であれば，睡眠覚醒リズムの逆転は，介護をする家族に非常に大きな負担を強い，結果として在宅療養を困難にするリスクがあります．そちらを重視すれば，多少過鎮静であっても夜間に十分に睡眠を確保し，家族の休養する時間を確保することを意識します．

過鎮静が生じたと思われる場合，まず本当に過鎮静かどうかを明らかにします．ときに昼夜逆転が回復していない場合がありますので，夜間

の睡眠状況を確認することが誤解を防ぐうえでも大事です．

> **Point**
> - 過鎮静で慌てないために，まず治療の目標をしっかりと立てる
> - 睡眠リズムを回復させることが主目的であれば鎮静作用の強めの薬剤を選択する
> - 過鎮静を疑った場合に，まず「本当に過鎮静なのか」検討する（昼夜逆転かどうか，夜間の睡眠状況はどうか）
> - そのうえで，過鎮静が明らかであれば，
>   - 投与量の1/2を目安に減量する
>   - 半減期の短い薬剤に変更する
>   - 鎮静作用の弱い薬剤に変更する

参考文献
1) 明智龍男：せん妄の向精神薬による対症療法と処方計画．精神科治療薬，8：1041-1048，2013
2) 『病棟・ICUで出会うせん妄の診かた』（八田耕太郎，岸 泰宏／編），中外医学社，2012

第6章 せん妄ケーススタディ～こんな時どうする？

10. 循環器系の合併症をもっている患者

> **症例** 60代男性，肺がん（扁平上皮がん）stage IAで右上葉切除術を施行
>
> 過去に喫煙歴（40本/日×25年）がある．術後より見当識障害があったが，徐々に注意障害も目立ち，まとまりのない言動が明らかになってきた．せん妄を疑い，抗精神病薬の投与を検討していたところ，過去の既往に狭心症（ステント留置後）があった．循環器系のリスクをふまえた薬剤の選択を検討したい．

対応のポイント

　せん妄は高齢者に高頻度で発症します．その対応を考えるうえで，患者ごとの基礎疾患を把握し，薬剤使用に伴うリスクを評価することが重要です．そのためには，少なくとも抗精神病薬のプロフィールの概要を知っておくと助けになります．

　現在のところ，有害事象に関して最も検討されている薬剤はハロペリドール（セレネース®）です．前述していますが，セレネース®は抗コリン性の有害事象も少なく，他の受容体との親和性も低いため，心血管系に与える影響は少ない薬剤です．海外の報告になりますが，セレネース® 35 mg/日までは心室性不整脈との関連は稀です．しかし，頻度は少ないものの，セレネース®の静脈内投与により，QTc延長のリスクが報告されていますので，事前に心電図検査を確認して，QT間隔の延長がないことをふまえて使用します．

　また，フェノチアジン系薬剤〔クロルプロマジン（コントミン®，ウインタミン®）〕は，ムスカリン性アセチルコリン受容体に親和性をも

つほか，エピネフリン受容体など，複数の受容体に親和性をもつため，循環器系の合併症をもつ場合には使いにくい面があります．使用する時には，血圧をモニタリングし注意しながら使用します．

では循環器系の合併をもちハロペリドールだけでは対応が難しい（たとえば，心臓カテーテル後のせん妄，開心術後のせん妄）場合には，ハロペリドールにベンゾジアゼピン系薬剤を併用することで，鎮静作用を補うことを考えます．

非定型抗精神病薬では，注射剤ほどシビアには考えませんが，冠動脈系の障害のある場合には，エピネフリン受容体との親和性の低いリスペリドン（リスパダール®）やペロスピロン（ルーラン®）を優先し，オランザピン（ジプレキサ®）やクエチアピン（セロクエル®）を避ける傾向があります．

> **Point**
>
> 〈注射薬の場合〉
> 　循環器系のリスクがある場合，クロルプロマジン（コントミン®，ウインタミン®）は避け，ハロペリドールを優先する．興奮が強く，どうしても鎮静作用を求める場合には，ハロペリドール（セレネース®）にベンゾジアゼピン系薬剤を併用する．
>
> 〈経口の場合〉
> 　注射薬に比べればシビアには考えないが，多受容体に親和性のある抗精神病薬は有害事象に注意しながら用いる．
> 例：①セレネース®1A＋ロヒプノール® 0.5A＋生食100 mL　1日1回 寝る前　1時間で滴下
> 　　②セレネース®1A＋ドルミカム®1A＋生食100 mL　22時から6時間で滴下

第6章 せん妄ケーススタディ ～こんな時どうする？

11. 呼吸器系の合併症をもっている患者

> **症例** 70代男性，非小細胞肺がん（扁平上皮がん），肺内転移，縦隔リンパ節転移，胸膜転移がある
>
> 胸水が貯留し，呼吸困難が増悪したために入院した．胸水をドレナージし，再貯留予防のために胸膜癒着術を施行したところ，38℃台の熱発とともに，ルートを抜去したり，自室内を落ち着かなく歩き回るようになった．夜間に入っても改善が乏しいため，当直医が呼ばれた．カルテをみると，喫煙歴（30本/日×40年）とCOPDの合併が記載されている．

対応のポイント

呼吸器系の合併症をもつ場合，せん妄への対応は循環器系の場合と並んで担当医を悩ませます．担当医が懸念することは，

① せん妄に対して抗精神病薬を処方すると呼吸抑制をきたすのではないか
② 抗精神病薬と抗不安薬でどちらが呼吸抑制のリスクが高いのかわからない．

の2点です．担当医を悩ます理由に，抗精神病薬と抗不安薬の違いがわかりにくい，という点があげられます．

よく「精神科の薬はみな精神安定薬」と総称されます．抗精神病薬（よくメジャーと言われます）と抗不安薬（同じくマイナー）と呼んで，「なんとなくメジャーって怖いから，とりあえず作用も副作用も弱そうなマイナーにしておこう」と判断し，せん妄に抗不安薬が処方され，結果としてせん妄が悪化するというパターンがあります．その原因と同じです．

163

抗精神病薬は，主にドーパミン系，セロトニン系の神経伝達を阻害する作用をもちます．一方，抗不安薬は，GABA受容体に作用し，GABA系の神経伝達を増強し，筋弛緩効果を発揮したりします．

　結果として，呼吸器合併症をもつ場合，抗不安薬を使用するほうが呼吸抑制などのリスクは高くなります．

　呼吸器合併症のあるせん妄には抗精神病薬を使用します．高齢者や全身状態が重篤な場合には注意を払い少量（おおよそ通常使用量の半分）から開始し，必要量を見積もります．薬剤選択は，筋弛緩に注意を払い，鎮静作用の弱いハロペリドール（セレネース®）を中心に用います．また，興奮が強く，鎮静作用を合わせて検討しなければいけない場合（がん性リンパ管症による呼吸不全）には，ベンゾジアゼピン系薬剤を避けて，鎮静作用を合わせもつ抗精神病薬〔クロルプロマジン（コントミン®，ウインタミン®）〕，クエチアピン（セロクエル®）で半減期の短めの薬剤を中心に検討します．

Point

- 呼吸器系のリスクがある場合は，抗不安薬の使用はリスクが高く基本的に避ける
- 抗精神病薬も通常の半分量より，注意をしながら用いる
- 興奮が強く，せん妄の治療に加えて鎮静（興奮を鎮める）を図る必要がある場合には，クロルプロマジン（コントミン®）や，クエチアピン（セロクエル®），オランザピン（ジプレキサ®）を使用する

参考文献
1) 『精神腫瘍学クリニカルエッセンス』日本総合病院精神医学がん対策委員会／監，小川朝夫，内富庸介／編），創造出版，2012
2) 『精神腫瘍学』（内富庸介，小川朝夫／編），医学書院，2011

第6章 せん妄ケーススタディ～こんな時どうする？

12. 糖尿病をもっていて非定型抗精神病薬が使いにくい場合

症例 60代男性，喉頭がんに対して放射線化学療法を施行している

放射線治療を開始し3週間ほどたった頃より，照射部に疼痛が出現するとともに不眠，倦怠感が出現．食事摂取も乏しくなった．38℃台の熱発が出現するとともに，夕方より落ち着かなくなり，病棟スタッフに怒鳴り「こんな飯が食えるか」とトレイごとひっくり返すなどの行動があったため，コンサルト依頼になった．もともと大酒のみで焼酎を2日で1本あけるくらい飲んでいた．10年前より糖尿病を発症し，内科で内服治療を受けていたが，症状が悪化し3年前からはインスリン療法を受けている．

対応のポイント

実は海外ではこの形はあまり問題にはならないのですが，日本では対応に苦慮するケースです．といいますのも，日本に非定型抗精神病薬が導入され統合失調症に対して使用された際に，数カ月に及ぶ食欲増進と体重増加を生じ，関連する代謝障害から高血糖昏睡糖尿病性をきたし死亡した症例があったため，以降非定型抗精神病薬の一部が，糖尿病で禁忌という扱いに生じたという経緯があります[1, 2]（海外では，代謝性障害に対する注意はあるものの，禁忌とはしていません）．

禁忌と添付文書に記載されてしまった以上，万が一何かあった場合に使用した医療者の責任が問われる形となり，医療現場としては委縮せざるをえない現状があります．しかし，せん妄をコントロールするうえで，禁忌の文言のない薬剤では十分に対応できない場合もあり，対応に非常に苦労します．現実的には，やむをえず定型抗精神病薬を用いたり，事情を説明して同意を得たうえで注意をしながら使用せざるをえない場合

もあります.

　非定型抗精神病薬が代謝障害（脂質異常症や糖尿病）を誘導するリスクをもつことは，統合失調症に対する治療効果を検討した報告で指摘されています．その病態については，非定型抗精神病薬のもつ抗ヒスタミン作用が食欲増進・体重増加を誘導し，その結果代謝障害を引き起こす可能性，非定型抗精神病薬が多様な受容体との親和性をもつゆえに直接代謝障害を引き起こす可能性どちらもあり，結論は出ていません．

　また，非定型抗精神病薬の種類で，代謝障害を誘導するリスクに差があるかどうかも問題です．ヒスタミン受容体への親和性の高いオランザピン（ジプレキサ®）やクエチアピン（セロクエル®）で高いという報告がある一方，どの非定型抗精神病薬もリスクがあるという報告もあります[3]．リスペリドン（リスパダール®）やペロスピロン（ルーラン®）などは糖尿病に対して禁忌にはなっていませんが，他の非定型薬剤と同様に，代謝性障害を誘発するリスクはもつと考えて対応するのが現実的かと思います．具体的には，定期的な体重測定，血糖チェックをするべきかと考えます．

　本来ならば，禁忌の文言で思考停止になるのではなく，科学的な検討が必要なところです．さらに，せん妄のように短期間で使用する場合に，統合失調症のように長期間使用する場合と同等のリスクがあるかどうかというのも検討しなければならない点です．現在のところ，短期間の使用と長期間の使用とを比較検討したものがなく，何とも言えません．

　また，定型抗精神病薬では，代謝性障害のリスクの有無がほとんど議論されません．しかし，定型抗精神病薬も非定型抗精神病薬ほどではないにしろ，代謝性障害のリスクは合わせもつと考えたほうがよいでしょう（事実，定型抗精神病薬を長期間内服した方に体重増加を認めます．市場に出てから時間が経っており，いまさらそのリスクを評価することに関心が向かないため，報告が乏しいのではないでしょうか）．

> **Point**
>
> 　非定型抗精神病薬はその種類にかかわらず，代謝性障害のリスクはあるものとして，定期的な観察をする．
>
> 　糖尿病を合併した患者に対し「禁忌」をもった薬剤を使用することは医療現場として委縮せざるをえない点がある．その場合，定型抗精神病薬で代用する場合もあるが，科学的には同じようにリスクをもっているとみなし，注意をすべきである．

参考文献
1) 抗精神病剤セロクエル25 mg錠，同100 mg錠（フマル酸クエチアピン）投与中の血糖値上昇による糖尿病性ケトアシドーシス及び糖尿病性昏睡について（緊急安全性情報，平成14年11月7日）
   http://www.info.pmda.go.jp/kinkyu_anzen/kinkyu_index.html
2) 抗精神病薬ジプレキサ®錠（オランザピン）投与中の血糖値上昇による糖尿病性ケトアシドーシス及び糖尿病性昏睡について（緊急安全性情報，平成14年4月16日）
   http://www.info.pmda.go.jp/kinkyu_anzen/kinkyu_index.html
3) 『精神薬理学エセンシャルズ 第2版』（仙波純一／訳），MEDSi，2002

第6章 せん妄ケーススタディ 〜こんな時どうする？

13. 昼夜逆転？抗精神病薬の持ち越し？

症例　70代男性，前立腺がん，多発骨転移

　腰痛が増悪し，食欲も落ちてきたため症状コントロールのために入院した．入院をして疼痛緩和のために放射線治療をはじめたが，その頃よりせん妄も出現した．リスペリドン（リスパダール®）1mg 1日1回寝る前を開始した．開始後より，午前中にずっと寝ている姿が目立つようになった．病棟スタッフからは，リスパダール®が効きすぎているのではないかと質問を受けた．注意障害はよくなっているようにもみえるが，言い切る自信もない．

対応 のポイント

　せん妄の治療を開始して1〜2日目にしばしば問題になるパターンです．もともと，せん妄で昼夜逆転があり，せん妄の治療を進めるなかで昼夜逆転が回復していくことを期待するのですが，一方で抗精神病薬を使用することでその鎮静催眠効果が翌日に持ち越してしまい，かえって昼夜逆転がひどくなってしまう場合があります．身体状況に合った抗精神病薬を選択し，治療を円滑に進めるための判断が求められます．

　せん妄の治療を開始しても「昼間うつらうつら寝ている，あるいは日中の傾眠がひどくなった」と思われる場合には，

① せん妄が悪化し，昼夜逆転（睡眠覚醒リズムの障害）が悪化した場合
② 抗精神病薬の鎮静効果が持ち越してしまい，日中傾眠がちになっている場合

の2つの可能性があります．せん妄が悪化している場合には，抗精神病

薬による治療をより進める必要がありますし，逆に持ち越している場合には薬剤を少し引き気味にすることになります．目指す方向が正反対になりますので，どちらの状況か，判断をする目が非常に重要になります．

せん妄の悪化か，抗精神病薬の副作用かを見極めるうえでのポイントは，当然昼間のこまめな観察も重要になりますが，同時に**夜間に本当に眠れているのかどうか**を明らかにすると判断の助けになります．

具体的には中途覚醒の回数やトイレに行った回数を確認するとともに，熟眠感についての本人の自覚症状，夜間の観察した状態を看護記録から確認します．

せん妄が悪化していれば昼夜逆転が続いており，夜間寝ていない可能性が高い．逆に抗精神病薬の過鎮静であれば，当然夜間も眠っていると想定されます

> **Point**
>
> せん妄の治療を開始して，日中傾眠がちが続いている場合に，すぐに過鎮静・持ち越し効果と判断しない．①日中の注意障害の有無，②夜間の睡眠（睡眠覚醒リズムの回復）を必ず確認する．
>
> 夜間も睡眠が維持できていて，日中も傾眠が続く場合，抗精神病薬の投与量をふまえて持ち越しを考える．

参考文献
1)『内科医のための不眠診療はじめの一歩』(小川朝生，谷口充孝／編)，羊土社，2013

第6章 せん妄ケーススタディ ～こんな時どうする？

14. 日中なかなか起きない

> **症例** 70代女性，右大腿骨頸部骨折に対して人工骨頭置換術を施行した

手術自体は順調に経過した．術前の安静臥床が続いた頃から，日中うつらうつらと過ごしており，病院で治療を受けていることを理解されていなかったり，注意力の障害がありまとまりのない言動があった．術後もリハビリを促しているが，傾眠がちで意欲がない．リハビリも進まないとのことで相談を受けた．低活動性せん妄が疑われたため，リスペリドン（リスパダール®）0.5 mg（1日1回 寝る前）を開始したが，日中は変わりなくうつらうつらしている．

対応のポイント

身体治療が急性期を脱し，少し退院を見据えた目標を組もうと思ったころに立ちはだかる問題です．低活動型せん妄は薬物療法が奏功しにくく，日中の食事摂取が進まない，リハビリが進まずADLが改善しないため退院の目標が立てにくく，非常に難渋します．

このように，日中の覚醒が保てない場合の対策は次の通りです．

① まず本当に夜間は眠れているのかどうかを確認する
　⇒せん妄のために，昼夜逆転が続いている場合があります．その場合は，まず抗精神病薬を調整し，夜間の睡眠をよくすることで睡眠覚醒リズムを回復させ，日中の覚醒レベルをあげられる可能性があります．
そのうえで，
② 日中の離床を促すような働きかけ（リハビリ，散歩など）を強化する

③ 覚醒レベルの改善，自発性の改善を期待して，コリンエステラーゼ阻害薬〔ドネペジル（アリセプト®）やガランタミン（レミニール®），リバスチグミン（イクセロン®，リバスタッチ®）〕が経験的に用いられることがあります．また，ときに精神刺激薬であるペモリン（ベタナミン®）が試みられることもあります．

Point

低活動型せん妄が持続するなど，日中傾眠傾向が続く場合，背景に睡眠覚醒リズムの障害（夜間の不眠）がないかどうか，検討する．

睡眠が確保されていることを確認したうえで，日中の覚醒を促す働きかけを多職種で検討する．

参考文献
1）『内科医のための不眠診療はじめの一歩』（小川朝生，谷口充孝／編），羊土社，2013
2）『認知症疾患治療ガイドライン2010』（日本神経学会／監），医学書院，2010

第6章 せん妄ケーススタディ 〜こんな時どうする？

15. 抗精神病薬を中止すると せん妄がぶり返してしまう

症例 1 80代男性，膀胱がん

TURBTを施行する目的で入院した際に，見当識障害，睡眠覚醒リズムの障害が出現，せん妄と診断を受け，クエチアピン（セロクエル®）25 mg 1錠（1日1回 寝る前）を開始した．治療開始して4日目，症状が安定したためにセロクエル®を中止したところ，その晩中途覚醒を繰り返し，翌日せん妄が再燃した．

症例 2 80代女性．アルツハイマー病（中等度）がある

脱水があり入院をしたところせん妄状態となり，リスペリドン（リスパダール®）0.5 mg（1日1回 寝る前）にて対応をした．退院後も，風邪で熱発をしたり，ショートステイを使うなどの変化に反応してせん妄を繰り返すため，維持療法としてリスパダール® 0.5 mgを継続して使わざるをえない状態である．

対応 のポイント

すべてのせん妄が術後せん妄のように，全身状態の改善とともに回復すればよいのですが，高齢者のなかには脆弱な状態（フレイル，frail）の方もいます．なかには，

① 認知症の方のように，環境の変化から睡眠リズムを崩しせん妄を発症する
② 発熱や軽度の脱水でも，すぐにせん妄を発症する

ような場合があります．特にがんの終末期の場合，全身状態が動揺する

のに合わせて，せん妄も出現・消褪を繰り返すことがあります．できる限り，自宅で過ごす時間を確保するためにも，せん妄の再燃を可能な限り減らす，あるいは再燃したとしても重症化を予防するための工夫が必要になります．

せん妄の薬物療法は，せん妄が改善したら，安定が維持されることを確認しながら速やかに減量することが原則です．しかし上記のように予後が2カ月位のがん患者あるいは脆弱性をもっている場合には，ちょっとした体調の変化から容易にせん妄が再燃し，減量が困難な時があります．その場合，抗精神病薬の投薬を維持するべきかどうか，維持するとしたら投与量はどのように設定するかを判断しなければなりません．抗精神病薬の長期投与は，循環障害や死亡率の上昇につながるリスクが報告されています．

このような場合の指針につながるエビデンスは現在のところありませんが，

① 抗精神病薬を使用するベネフィット（せん妄を再燃させることなく，在宅での生活を送ることができる，介護の負担が減る）
② 抗精神病薬を使用するリスク（活動度を落とし，ADLを下げる，抗精神病薬による有害事象（循環障害等））

を比較し，ベネフィットが高いかどうかを判定しつつ，維持療法を続けることになります．

Point

脆弱性をもつ場合やがんの終末期の場合など，全身状態に合わせてせん妄が出現・消褪を繰り返す場合がある．
その場合，抗精神病薬を続けるベネフィットとリスクを検討し，ベネフィットが上回ることを確認しつつ，維持療法を検討せざるをえない．

参考文献
1) 小川朝生：がん患者の終末期のせん妄．精神科治療薬，28：1157–1162，2013
2) "Psychosocial Palliative Care" (Breitbart W, et al/eds), Oxford University Press, 2014

第6章 せん妄ケーススタディ ～こんな時どうする？

16. 薬剤性パーキンソン症状が出てしまった

> **症例** 60代男性，食道がんに対して，3領域郭清，再建（腸管）を施行

術後に興奮が著しく，ルートを抜去する，安静が保てないなど過活動型せん妄を呈したため，ハロペリドール（セレネース®）2A/日を開始した．治療開始3日目頃より，手足の震戦，流涎とともに四肢の固縮も出現した．離床を図ろうにも，すり足で歩行も進まないと病棟スタッフから連絡がきた．一方，見当識障害は続いており，せん妄はまだ持続している．

対応 のポイント

非定型抗精神病薬が登場したことで，せん妄に対して内服治療をする場合に，薬剤性パーキンソン症候群で難渋する事例はずいぶんと減りましたが，定型抗精神病薬であるハロペリドール（セレネース®）を主力とする術後せん妄では，しばしば遭遇する問題です．

薬剤性パーキンソン症候群は，非精神病薬による黒質線条体系ドーパミン受容体の遮断により生じると考えられており，振戦や無動，筋強剛が生じます．

● 発症頻度

せん妄に対して抗精神病薬を使用した場合に，どれくらいの頻度で薬剤性パーキンソン症候群を発症するか，はっきりと検討はされていませんが，いくつかのせん妄に関する臨床試験のデータからは，非定型抗精神病薬で数%，ハロペリドールで約10%程度です．薬剤性パーキンソン症候群の発症リスクは，対象によっても異なり，一般に，

①高齢者
②脳器質疾患の既往
③男性

で高いといわれます．

● **薬剤性パーキンソン症候群を発症した場合の対応**

その際は，原因となった薬剤を中止します．通常，原因薬剤を中止することで，数日でパーキンソン症状は消失していきます．

また，薬剤性パーキンソン症状に対して，ビペリデン（アキネトン®）やトリヘキシフェニジル（アーテン®）の投与はどうかとの意見もありますが，パーキンソン治療薬自体が抗コリン作用をもつためせん妄の直接因子になること，パーキンソン治療薬を併用することで早期改善は図れないことからパーキンソン治療薬を使用するベネフィットは少ないと考えられます（長期にわたりパーキンソン症状が残存する場合は，ドーパミン作動薬を検討します）．

では，せん妄がまだ残っている時期に，パーキンソン症状が出現した場合にはどうするか．非常に対応に悩みますが，臨床では以下の手順で代用策を検討することが多いです．

①パーキンソン症候群の原因となった薬剤は中止とする．
②使用している薬剤以外で，パーキンソン症候群のリスクのより少ない薬剤を選択して，パーキンソン症状の変化を観察しつつ調整する．

具体的には，

①内服が困難で注射剤でコントロールをしている場合
セレネース®から，フェノチアジン系抗精神病薬クロルプロマジン（コントミン®）へ切り替える（最近では，オランザピン（ジプレキサ®）の注射剤も出てきており，保険適用外ながら今後有力な切り替え候補になると思われます）
②内服可能な場合
セレネース®やリスペリドン（リスパダール®）から，錐体外路症状のリスクの低い，クエチアピン（セロクエル®）やジプレキサ®に切り替える．特に，セロクエル®はパーキンソン症候群のリスク

はほとんどないといわれるため，パーキンソン病の精神病症状に対しても用いられます．

> *memo* せん妄に対して，トラゾドン（レスリン®，デジレル®）やミアンセリン（テトラミド®）を使用する報告もありますが，急性期に対する治療効果としてはエビデンスも乏しく，推奨はできません．

Point

せん妄の治療中は，パーキンソン症状の出現に注意をする（特にハロペリドール（セレネース®）使用中）．

パーキンソン症状が出現した場合には，①原因薬剤は中止する，②パーキンソン症状のリスクの少ない薬剤にスイッチする．

参考文献

1) 『せん妄の治療指−日本総合病院精神医学会治療指針1』（薬物療法検討小委員会／編），星和書店，2005

第6章 せん妄ケーススタディ 〜こんな時どうする？

17. せん妄の悪化？ アカシジア？

症例　40代男性，直腸がん

　肝転移・腹膜転移にて抗がん治療（FOLFOX）を施行していたところ，悪心嘔吐が出現，食事摂取が困難になったため入院した．腹部CTを施行したところ，麻痺性イレウスが疑われるような病態であった．低Na性脱水が強く補液を施行していたが「死んだ人が見える」「壁にTVのような画面が見えて次々に場面が変わる」など幻視を疑う発言があった．せん妄を疑い，ハロペリドール（セレネース®）1A 1日（2回夕・寝る前）を開始した．2日目より急に「いらいらする」，「じっとしていられない，どうしよう，どうしよう」とベッドの周囲を歩き回るようになった．病棟スタッフが心配して声をかけるが「うるさい，静かにしてくれ」と怒ったように返事をして，手を払いのける．

対応のポイント

　せん妄に対して抗精神病薬を用いた治療を行う際に，途中で落ち着かなくなる，興奮が出現する場面があります．当然，過活動型せん妄が増悪したことによる注意力の障害や妄想，精神運動興奮が悪化したことを疑いますが，同時に忘れてはならないものに抗精神病薬の有害事象の可能性があります．

　抗精神病薬の有害事象といえば過鎮静があげられますが，同じくらい頻度の高いものに，錐体外路症状〔パーキンソン症候群やアカシジア（静坐不能）〕があります．特に，アカシジアは知らなければ見落とされることの多い有害事象です．

　アカシジアは抗精神病薬使用中に生じる錐体外路症状の一種です．そ

の特徴は，次の通りです．

① 下肢を中心に異常感覚が出現し（下肢にムズムズとした不快な感覚が生じ，緊張感を伴う不快感，我慢ができない追い込まれるような焦燥感を伴います）．
② その不快感を消そうとして，立ったり座ったりを繰り返します．でたらめに落ち着きなく歩き回るというよりも，立ったり座ったりを周期的・常同的にします．
③ 患者さんは，その不随意運動・不快感を消すために，両手で太ももをさすったり，両手で膝や大腿部を押さえようとするしぐさが出ます．

アカシジアは，比較的若い患者に抗精神病薬を開始した直後に生じることが多いです．

臨床上非常に重要になるのは，**この「患者の落ち着かなさ」が，せん妄の増悪かアカシジアの出現かの鑑別です**．といいますのも，せん妄の増悪であれば，抗精神病薬を増量する必要がありますし，アカシジアであれば抗精神病薬を中止するか切り替えなければいけなくなり，方向が全く異なるからです．

せん妄の増悪かアカシジアかを判断するには，以下のポイントを検討すると見通しが立ちやすいです（表1）．

① せん妄であれば，注意障害や見当識障害を伴います．会話にまとまりがなく，脈絡なく話題が飛びがちです．一方，アカシジアの場合は意識障害はありませんので，そのような症状は出現しません．
② アカシジアは下肢の不随意運動，不快感がありますので，患者さん自身その運動を止めようとして，膝や大腿部を抑えようとする動作がみられます．
③ 上記の観察で判断が難しい場合には，パーキンソン症状の有無をみることは実践的な戦略です．たいていのアカシジアの場合，軽いパーキンソン症状を伴うことが多いため，肘関節を他動的に動かすと，固縮や筋強剛を認めることが多いです．

表1 せん妄の増悪とアカシジアの鑑別

	せん妄の増悪	アカシジア
意識障害（注意障害・見当識の障害）	あり	なし
対象	高齢者全般に認める	比較的若年者に多い
落ち着かなさ	いらいらと歩き回る．特にリズムはない	常同的・周期的で，足踏みをするような下肢を中心とする動作が多い
下肢を抑える動作	なし	あり
パーキンソン症状	一般的になし	伴うことが多い
対応	身体検索，抗精神病薬の増量	抗精神病薬の中止，切り替え

Point

　せん妄に対して抗精神病薬使用中に落ち着かなさが強くなった場合，せん妄の増悪かアカシジアかを必ず鑑別する．
　せん妄の場合，注意障害は必発であり，行動にまとまりがない．一方アカシジアでは注意障害は認めない．判断が難しい場合，パーキンソン症状の所見をとることも判断の有力な材料になる．

参考文献
1) 重篤副作用疾患別対応マニュアル，アカシジア（厚生労働省）
www.mhlw.go.jp/topics/2006/11/tp1122-1j.html

第6章 せん妄ケーススタディ～こんな時どうする？

18. 患者にどのように説明するか

症例　70代男性，進行肺癌（非小細胞肺がん，脳転移）にて抗がん治療中

　急にボーっとすることが多くなったとのことで紹介，多発脳転移を直接因子とするせん妄が疑われた．全脳照射とともに抗精神病薬による薬物療法を同時に開始したい．薬物療法の必要性を説明したところ「自分は何ともないので薬は飲みたくない」との返答であった．どのように説明を進めるのがよいか．

対応のポイント

　せん妄に対して内服の必要性をどのように説明したらよいでしょうか．抗精神病薬の薬剤情報提供を見ると，統合失調症に用いる場合の説明は書いてあるものの，せん妄に対して使用する場合の説明がないため，何をどのように話したらよいのか迷われることも多いかと思います．実際，薬剤情報提供書をそのまま患者さんに渡したら「私は統合失調症なのですか？」と質問を受けて説明に困ったとの話も聞きます．

　せん妄にして内服治療が必要であることをどのように説明するか，迷われる点も多いかと思いますが，大事な点は通常の服薬説明と同じです．すなわち，

① 患者さんが感じたり，悩む具体的な症状に関連して説明する（自覚症状に沿う）
② 患者さんが具体的な見通しをつかむことができるように説明する

ということにつきます．

順番に説明をしたいと思います．まず，①に関してですが，せん妄のときに患者さんが自覚する困ったと思う症状，例えば，

- 夜になると得体のしれない不安が沸き起こってきて眠れない
- ふと気づくと今が朝なのか夕方なのかわからない，自分がどこにいるかわからなくなる
- 記憶が飛ぶ，時間の感覚がなくなる
- ぼーっとして集中できない

をとりあげ，その症状がせん妄と呼ばれるものであること，体の不調からくる認知機能の障害であり，その症状を改善する働きのある薬があることを説明します．

　次に②についてですが，内服をするとどのように患者さんの体験が変わるか，変化を感じることができるかを説明します．具体的には，体の不調が改善し，薬がきちんと合ってくれば，3日くらいの間に頭にかかった霧が晴れてきて集中力が回復すること，記憶が飛んだり，時間の感覚がなくなるような体験も消えていくことを説明します．

Point

　せん妄に対する薬物治療を説明するうえで，①患者さんの自覚する具体的な症状に沿って説明する，②見通しを具体的に説明する．
※統合失調症の説明をしない

参考文献

1) 『精神腫瘍学クリニカルエッセンス』日本総合病院精神医学会がん対策委員会／監，小川朝生，内富庸介／編），創造出版，2012

第6章 せん妄ケーススタディ 〜こんな時どうする？

19. 在宅でせん妄の治療をする 〜家で内服を進めるためには

症例 70代男性，進行肺がん，腰椎，骨盤転移がある

骨転移による疼痛があり，オキシコドン（オキシコンチン®）40 mg/日を内服していたが，疼痛が増悪し，歩く・座るが困難になり，一日臥床するようになった．食事摂取も落ちたところ，夕方になると「痛い，痛い」と部位が定まらない痛みを訴えるようになり外来を臨時で受診した．外来での診察時には，まとまりのない会話も目立ってきたため，担当医はせん妄を疑い，クエチアピン（セロクエル®）25 mg 1錠（1日1回 寝る前）と，夜間不眠時・不穏時にセロクエル®の追加を用意した．3日後，再診で会うと家族は「全然よくなりません．先生からは眠れないときの薬をもらいましたが，本人は痛い痛いというので，飲ませていません」と言われた．

対応のポイント

外来でせん妄に対応しようとする場合，患者さん一人では薬物療法を進めることは困難であり，家族や周囲の方の協力を得ることは必須です．しかし，ご家族に内服の方法を説明する段取りになって「どのタイミングで抗精神病薬の内服をすすめていただくか」説明は難しい場合があります．

せん妄に対して，抗精神病薬を用いる場合，適切な用量にもちこむまで少量ずつ追加する方法（漸増法）がよく用いられます．その際，追加指示を出すのですが，以前よりの習慣からでしょうか，不眠時や不穏時として指示が出されることがよくあります．そのため，

- 夕方から，落ち着かなくなるなどせん妄の症状が出現しているにもかかわらず「不眠時指示を使うには早いから」と使われなかったり，
- 夜に落ち着かずにうろうろとしていても「眠れないわけではないから」とそのままになったり，
- せん妄からくる不安・焦燥感を「痛い」と表現している場合でも「痛がっているから」と使われない，

など，指示がうまく働かないことが生じます．

　せん妄の症状は個別性が高く，指示を出しにくい面があります．その分，具体的な使用場面を想定し，確実に指示を実施できるような一工夫（たとえば，単に「不穏時」と書くのではなく，「夕方に落ち着かなくなる場合」と書くなど）が重要になります．

> **Point**
> せん妄に対する内服指示は，具体的な場面を想定して出す（確実に実施できるようにする）．

第6章 せん妄ケーススタディ ～こんな時どうする？

20. 鎮静がさめてしまう

症例　50代男性，肺がん

　多発骨転移・胸膜転移，胸水にて治療を続けていたが，胸水貯留が増悪し，呼吸困難も出現したために，症状緩和を目的に入院となった．入院時にせん妄があり，クエチアピン（セロクエル®）にて対応をしていたが，症状の改善は乏しかった．合わせて，疼痛ならびに呼吸困難，倦怠感が悪化したため，本人が以前から積極的な延命を望まなかったこと，家族ならびに多職種で検討した．多職種カンファレンスでは，できる限りの症状緩和の手段を実施したが，十分な改善は達成できておらず，症状緩和目的での鎮静もやむをえないとの結論に至り，ミダゾラム（ドルミカム®）を使った鎮静を実施し，間欠的鎮静から持続的な鎮静に移行していった．

　鎮静を実施し，苦悶用の表情は和らぎ，呼吸も落ち着いた．若く体力があるためか，鎮静開始2日後よりミダゾラムを持続静注をしていても鎮静が浅くなり，ときどき顔をしかめうめき声があがるようになり，緩和ケアチームが慌てだした．

対応のポイント

　せん妄への対応に関する問題として，頻度は多くはありませんが，終末期のせん妄へのケアとして重要な課題です．予後が2週以内など限られた状況で，今できるあらゆる方法を用いてもせん妄がコントロールできない場合に「患者の苦痛を緩和する」ことを目的に，意識を低下させる薬剤を用いる（鎮静）ことがあります．

　鎮静を行う場合に，安全性の観点からミダゾラム（ドルミカム®）の持続静注が用いられることが一般的です．しかし，ミダゾラムのような

超短時間型のベンゾジアゼピン系薬剤は，薬剤耐性が生じやすいのが難点です．ときにこの症例のように比較的若い方の場合に，鎮静の途中で耐性を生じ，意識レベルが上がる場合があります．対応に難渋することがあります．

このように，ベンゾジアゼピン系薬剤に耐性が生じた場合の対応として，抗精神病薬を併用することがあります．具体的には，

① ハロペリドール（セレネース®）の持続静注の併用
　例：セレネース® 2A（10 mg）/日
② ①で対応が難しい場合に，クロルプロマジン（コントミン®）の持続静注
　例：コントミン® 20 mg（2A）/日

を使用します．

> **Point**
> 終末期の鎮静の場合，ベンゾジアゼピン系薬剤を用いるが，耐性が生じやすい．耐性の生じた場合に抗精神病薬を併用することがある．

第6章 せん妄ケーススタディ 〜こんな時どうする？

21. 抑制が必要？

症例　70代男性，膵がん術後再発，多発肝転移，腹水

　膵頭部がんに対して，膵頭十二指腸切除術を施行後，3カ月にて再発．倦怠感が強く，食欲不振，脱水傾向があり，症状緩和を目的に入院となった．夕方あたりより焦燥感が強くなり，自室の荷物をまとめ「娘が呼んでいるから」と帰ろうとしたり「誰かが見張っている．私を閉じ込めようとしている」と興奮し，点滴架台を振り回そうとすることがあったため，担当医や看護師数名で制止した．「白い服を着た宗教団体が私を亡き者にしようとしている」と言い，興奮が鎮まらず，リスペリドン（リスパダール®）の内服をすすめても，がんとして内服しようとしない．病棟スタッフは「身体抑制しかないんじゃないの」と言いはじめた．

対応 のポイント

　興奮の強いせん妄に対して，薬物療法で対応することが重要ですが，なかには術後せん妄で全身状態もよくないなか，抗精神病薬を使用するにはリスクが高いため，患者自身の安全や周囲の安全を図るうえで，身体抑制を含めた対応をやむをえず検討しなければならない場面もあります．身体抑制には，身体機能の低下や褥瘡の発生，血栓形成のリスクのほか，せん妄を悪化させる要因でもあること，人権や社会的な偏見を招くなどの問題もあり，その実施には注意を払わなければなりません．

　医療機関において身体抑制に関する規程は，精神科病院（精神保健福祉法による）以外は特に定められていません．しかし，指定介護老人福祉施設に準じて行うことが一般的になされています．

　その基準に従いますと，身体抑制がやむをえないと判断される場合は，

①緊急性：患者あるいは周囲の者の生命または身体が危険にさらされる可能性が著しく高いこと
②非代替性：身体抑制以外に代わりうる方法がないこと
③一時性：身体抑制は一時的であること

の3条件が揃うことが必要です．また，この3条件を満たすためには，適切な評価（とりうるほかの手段を検討・確認した結果，やむをえないと判断）とその記録を確実に残すことにも注意を払います．

不必要な身体抑制を避けたり，治療や安全を確保するために，各施設で基準や実施手順が定められるようになっていますので，各施設の手順も御確認ください．

Point

身体抑制には，身体的問題・精神的問題・社会的問題を引き起こすリスクがある．実施は細心の注意を払わなければならない．

特に身体抑制は，せん妄の強い増悪因子であるため，原則抑制は禁忌．止むを得ない場合のみ時間を限定して実施する．

実施に際しては3要件（緊急性，非代替性，一時性）を多職種で確実に評価し記録する．

参考文献
1) 指定介護老人福祉施設の人員，設備及び運営に関する基準（平成十一年厚生省令第三十九号）
2) 精神保健福祉法第37条第1項の規程に基づく厚生大臣が定める処遇の基準　昭和63年4月8日厚生省告示第130号．最終改正平成12年3月28日厚生省告示第97号
3) 『身体拘束・隔離の指針 – 日本総合病院精神医学会治療指針3』（日本総合病院精神医学会教育・研究委員会／編），星和書店，2007

索引

数字

3 条件が揃う ………………………… 187
9-ヒドロキシ・リスペリドン ………… 155

欧文

ADL ……………………………………… 170
CAM ……………………………………… 39
DSM-5 …………………………………… 38
HDS-R …………………………………… 88
ICD-10 …………………………………… 38
MMSE …………………………………… 88
Palliative Prognostic Index（PPI）…… 133
QTc 延長 …………………………… 73, 161
QT 間隔の延長 ………………………… 161
torsade de pointes …………………… 73

和文

あ行

アカシジア ………… 73, 177, 178, 179
浅い鎮静 ………………………………… 137
アリセプト® …………………………… 75
アリピプラゾール ………… 70, 114, 136
アルコール ……………………………… 90
安静臥床 ………………………………… 146
イクセロンパッチ® …………………… 75
意識障害 ………………………………… 23
意思決定能力 …………………………… 99
維持療法 ………………………………… 173
ウィンタミン® ………………………… 63
エビリファイ® ………………………… 70
オランザピン …………………… 67, 113

か行

咳嗽 ……………………………………… 105
外来 ……………………………………… 182
家族 ………………………………… 138, 182
感覚障害 ………………………………… 91
間欠的鎮静 ……………………………… 137
感情の易変動 …………………………… 26
感染 ……………………………………… 147
がんの終末期 …………………………… 173
奇異性反応 ………………………… 157, 158
器質因子 …………………………… 85, 144
禁忌 ……………………………………… 165
クエチアピン ……………………… 66, 113
苦痛 ……………………………………… 20
クロルプロマジン ……………………… 63
幻覚 ……………………………………… 29
倦怠感 ……………………………… 105, 134
見当識 ……………………………… 87, 89
口渇 ……………………………………… 105
抗コリン作用 …………………………… 157
呼吸困難 ………………………………… 105
呼吸抑制 ………………………………… 163
抗精神病薬 ………………………… 56, 111
向精神薬 ………………………………… 54
抗精神病薬のプロフィール ……… 159, 161
拘束 ……………………………………… 148
行動心理症状（BPSD）………………… 149
抗ヒスタミン薬 ………………………… 76
興奮 ………………………………… 150, 151
黒質線条体系ドーパミン ……………… 174
コミュニケーション ……………… 131, 139
コリンエステラーゼ阻害薬 ……… 75, 171
コントミン® …………………………… 63

188 自信がもてる！せん妄診療はじめの一歩

さ行

在宅 ································ 124, 134, 136
在宅療養 ····························· 149, 159
視覚障害 ································ 91
自覚症状 ······························· 180
自覚する具体的な症状 ··················· 181
思考障害 ································ 29
持続的鎮静 ····························· 137
ジプレキサ® ···························· 67
重症化予防 ····························· 79
終末期 ································· 131
終末期せん妄（terminal delirium） ······ 131
術後せん妄 ························ 146, 147
準備因子 ································ 45
心室性不整脈 ··························· 161
身体所見 ······························· 102
身体抑制 ······························· 186
錐体外路症状 ······················ 73, 177
睡眠覚醒リズム ·························· 94
睡眠覚醒リズムの障害 ·········· 15, 27, 156
睡眠導入薬 ····························· 143
ステロイド ····························· 134
精神安定薬 ····························· 163
精神運動興奮 ···························· 30
精神刺激薬 ····························· 171
セレネース® ···························· 61
セロクエル® ···························· 66
漸増法 ································· 182
せん妄のリスク ························· 141

た行

代謝障害 ··························· 165, 166
脱水 ···································· 85
短期記憶 ································ 87
知覚障害 ································ 28
注意障害 ································ 15
注意の障害 ······························ 25
注意力 ································· 87
昼夜逆転 ······························· 168

聴覚障害 ································ 91
超短時間型−短時間型睡眠導入薬 ········ 144
直接因子 ····························· 45, 85
治療のゴール ···························· 53
鎮静 ···························· 137, 154, 184, 185
鎮静効果 ······························· 168
鎮静作用 ······························· 155
低活動型せん妄 ···················· 170, 171
定型抗精神病薬 ···················· 57, 114
デクスメデトミジン ···················· 76, 148
デジレル® ······························ 75
テトラミド® ···························· 75
疼痛 ··························· 91, 105, 146
糖尿病 ································· 165
トラゾドン ······························ 75

な行

認知機能検査 ··························· 142
認知機能障害 ···························· 28
認知症 ····························· 42, 87
脳梗塞 ································· 90
脳循環障害 ······························ 90

は行

パーキンソン症候群 ····················· 177
パーキンソン症状 ············ 154, 178, 179
パーキンソン治療薬 ···················· 175
バイタルチェック ······················· 147
発症予防 ································ 79
ハロペリドール ············ 61, 114, 115, 153
非定型抗精神病薬 ···················· 57, 112
ヒルナミン® ···························· 64
フェノチアジン系抗精神病薬 ············· 157
フェノチアジン系剤 ····················· 116
深い鎮静 ······························· 137
服薬説明 ······························· 180
不整脈 ································· 154
不眠 ··································· 144
フレイル ······························· 172

プレセデックス®……………………………… 76
ベンゾジアゼピン系薬剤……………116, 143
ベンゾジアゼピン系薬剤投与…………… 145
便秘…………………………………………… 105

ま行

ミアンセリン………………………………… 75
ミダゾラム………………………………… 184
妄想…………………………………………… 29
モニタリング………………………………… 97

や行

薬剤…………………………………………… 86
薬剤性パーキンソン症候群……………… 174
薬剤性パーキンソン症状………………… 174
薬剤耐性…………………………………… 185
誘発因子……………………………… 45, 85
予後………………………………………… 133

ら行

リスク因子…………………………… 83, 86
リスパダール®……………………………… 68
リスペリドン…………………………… 68, 112
リハビリ…………………………………… 170
療養場所…………………………………… 135
リントン®…………………………………… 61
レスリン®…………………………………… 75
レボトミン®………………………………… 64
レボメプロマジン…………………………… 64
レミニール®………………………………… 75

● **著者プロフィール**

小川朝生（おがわ あさお）

国立がん研究センター東病院臨床開発センター精神腫瘍学開発分野．
1999年大阪大学医学部卒業．2004年に緩和ケアチームの立ち上げにかかわったのをきっかけに，身体疾患をもった患者のメンタルケアに携わるようになりました．現在も，緩和ケア医や専門看護師，専門薬剤師，心理職とともに院内や在宅のがん患者さんの不眠やせん妄，抑うつの症状緩和に取り組んでいます．

自信がもてる！せん妄診療はじめの一歩
誰も教えてくれなかった対応と処方のコツ

2014年10月15日 第1刷発行	著 者	小川朝生
2020年 3月25日 第5刷発行	発行人	一戸裕子
	発行所	株式会社 羊 土 社
		〒101-0052
		東京都千代田区神田小川町2-5-1
		TEL 03 (5282) 1211
		FAX 03 (5282) 1212
		E-mail eigyo@yodosha.co.jp
		URL www.yodosha.co.jp/
© YODOSHA CO., LTD. 2014	装 幀	ペドロ山下
Printed in Japan	印刷所	日経印刷株式会社
ISBN978-4-7581-1758-6		

本書に掲載する著作物の複製権，上映権，譲渡権，公衆送信権（送信可能化権を含む）は（株）羊土社が保有します．
本書を無断で複製する行為（コピー，スキャン，デジタルデータ化など）は，著作権法上での限られた例外（「私的使用のための複製」など）を除き禁じられています．研究活動，診療を含み業務上使用する目的で上記の行為を行うことは大学，病院，企業などにおける内部的な利用であっても，私的使用には該当せず，違法です．また私的使用のためであっても，代行業者等の第三者に依頼して上記の行為を行うことは違法となります．

JCOPY <(社)出版者著作権管理機構 委託出版物>
本書の無断複写は著作権法上での例外を除き禁じられています．複写される場合は，そのつど事前に，(社)出版者著作権管理機構 (TEL 03-5244-5088, FAX 03-5244-5089, e-mail : info@jcopy.or.jp) の許諾を得てください．

羊土社のオススメ書籍

内科医のための 認知症診療 はじめの一歩

知っておきたい誤診を防ぐ診断の決め手から症状に応じた治療、ケアまで

浦上克哉／編

早期発見のコツ、誤診を防ぐ診断の仕方、症状に応じた治療法、ケアまで、認知症診療の必須知識をわかりやすく解説．専門医との連携やBPSDへの対応も充実、ケーススタディもついて明日からすぐ役立つ！

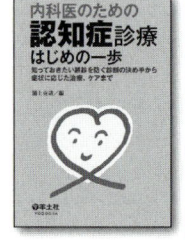

- 定価（本体3,800円＋税）　■ A5判
- 252頁　■ ISBN 978-4-7581-1752-4

せん妄診療 実践マニュアル

井上真一郎／著

せん妄診療で、やるべきこと、気をつけるべきことを、現場に即して具体的に解説．診療フローに沿った構成と、情報やポイントをまとめた豊富な図表で、知りたいことがすぐわかる．薬剤の処方例、使い分けも多数掲載！

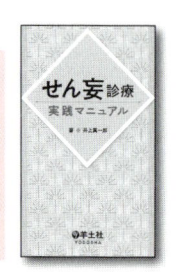

- 定価（本体3,300円＋税）　■ B6変型判
- 197頁　■ ISBN 978-4-7581-1862-0

本当にわかる 精神科の薬 はじめの一歩 改訂版

具体的な処方例で経過に応じた薬物療法の考え方が身につく！

稲田 健／編

非専門医が知りたい精神科の薬の基本と実践がわかる入門書！向精神薬に馴染みのない医師向けに、作用機序、分類、特徴、処方例をやさしく解説．要点イラストが豊富でスッキリ理解でき、症例で具体的な使い方を学べる！

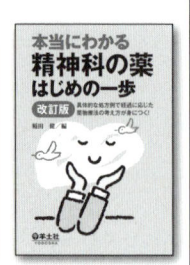

- 定価（本体3,300円＋税）　■ A5判
- 285頁　■ ISBN 978-4-7581-1827-9

プライマリ・ケアで うつを診たら

見立てから治療まで、やさしくわかるうつ病診療

河西千秋／編著,
加藤大慈／共著

抑うつ状態の患者さんに出会ったとき、どう対応すればよいか、治療の基盤であるコミュニケーションのとり方、信頼関係をどう構築するか、自殺のリスク・アセスメントなど、わかりやすく解説！ケーススタディやコラムも充実．

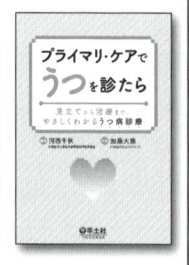

- 定価（本体3,000円＋税）　■ A5判
- 206頁　■ ISBN 978-4-7581-1787-6

発行　羊土社 YODOSHA　〒101-0052 東京都千代田区神田小川町2-5-1　TEL 03(5282)1211　FAX 03(5282)1212
E-mail：eigyo@yodosha.co.jp
URL：http://www.yodosha.co.jp/

ご注文は最寄りの書店、または小社営業部まで